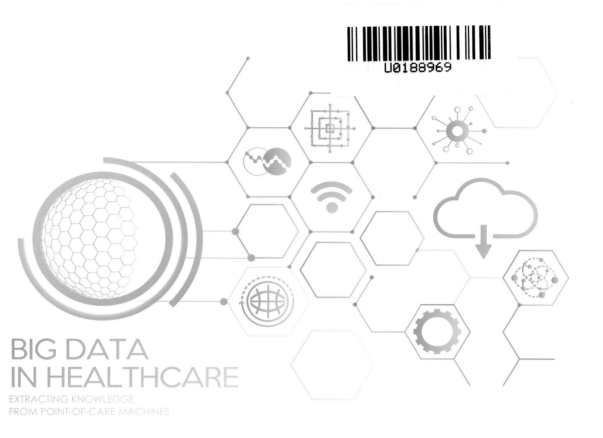

BIG DATA
IN HEALTHCARE

EXTRACTING KNOWLEDGE
FROM POINT-OF-CARE MACHINES

大数据医疗

从即时检测设备进行解析

[英] 波利亚·阿梅里安
[英] 特鲁迪·朗　　　　　　编
[英] 弗朗索瓦·范·洛格伦伯格

苏丽娜　董常亮　译
常峰　审订

中国科学技术出版社
·北京·

图书在版编目（CIP）数据

大数据医疗：从即时检测设备进行解析 /（英）波利亚·阿梅里安，
（英）特鲁迪·朗，（英）弗朗索瓦·范·洛格伦伯格编；苏丽娜，董常亮
译 . -- 北京：中国科学技术出版社，2023.11

书名原文：Big Data in Healthcare:extracting knowledge from point-of-care machines

ISBN 978-7-5046-8451-6

I.①医… Ⅱ.①波… ②特… ③弗… ④苏… ⑤董… Ⅲ.①医学—数据
处理 Ⅳ.① R319

中国版本图书馆 CIP 数据核字（2019）第 249666 号

First published in English under the title
Big Data in Healthcare: Extracting Knowledge from Point-of-Care Machines
edited by Pouria Amirian, Trudie Lang and Francois van Loggerenberg
Copyright © Pouria Amirian, Trudie Lang and Francois van Loggerenberg, 2017
This edition has been translated and published under licence from Springer Nature
Switzerland AG.

著作权合同登记号：01-2023-4822

责任编辑	杨　丽	
正文设计	中文天地	
封面设计	北京潜龙	
责任校对	吕传新	
责任印制	李晓霖	

出　版	中国科学技术出版社	
发　行	中国科学技术出版社有限公司发行部	
地　址	北京市海淀区中关村南大街16号	
邮　编	100081	
发行电话	010-62173865	
传　真	010-62173081	
网　址	http://www.cspbooks.com.cn	

开　本	720mm×1000mm　1/16	
字　数	110千字	
印　张	7.75	
版　次	2023年11月第1版	
印　次	2023年11月第1次印刷	
印　刷	北京瑞禾彩色印刷有限公司	
书　号	ISBN 978-7-5046-8451-6/ R·3128	
定　价	68.00元	

施普林格药物科学和药品开发文摘

SpringerBriefs in Pharmaceutical Science & Drug Development

更多有关这个系列的信息，请访问 http://www.springer.com/series/10224

编者简介 ▶▶ About the Editors

波利亚·阿梅里安（Pouria Amirian） 地理空间信息科学（GIS）博士，英国军械测量局在数据科学和大数据领域的首席研究科学家，全球卫生网（Global Health Network，GHN）数据科学研究的首席研究科学家。管理并领导了"使用大数据分析工具从现场即时检测设备中提取疾病监测信息"的项目（牛津和斯坦福联合主办）。自 2008 年以来，完成了有关大数据、数据科学、机器学习、空间数据库、地理空间信息科学和空间分析的研究和开发项目，并做了有关方面的演讲。

特鲁迪·朗（Trudie Lang） 全球卫生研究教授，全球卫生网负责人，牛津大学纳菲尔德医学系（Nuffield Department of Medicine）热带医学高级研究科学家和格林坦普顿学院（Green Templeton College）资深研究员。伦敦卫生与热带医学院（London School of Hygiene and Tropical Medicine）博士，曾在行业内、世界卫生组织（WHO）、非政府组织工作，并在资源匮乏的环境下开展学术方面的临床研究。她是一名临床试验研究方法学家，长于在资源匮乏的环境下进行能力开发和试验操作。目前，领导全球卫生网建设，该网关注于在试验设计、试验方法、法规解释和常规操作方面帮助临床研究人员。

弗朗索瓦·范·洛格伦伯格（Francois van Loggerenberg） 全球卫生网的科学负责人，供职于纳菲尔德医学系热带医学与全球卫生中心。他最初学习的是心理学。2002—2012 年，在南非德班（Durban）的曼德拉医学院工作，曾担任南非艾滋病研究中心（CAPRISA）艾滋病发病机制研究的研究协调员。2005年，南非研究艾滋病护理与治疗的Doris Duken基金会授予他一笔基金，资助了他的博士学位，致力于加强对抗逆转录病毒治疗依从性的研究（2011年，曾在伦敦卫生与热带医学院工作）。

目录 ▶▶ CONTENTS

第1章
通过大数据改进医疗 ▶▶

Francois van Loggerenberg,
Tatiana Vorovchenko, Pouria Amirian

1.1 概述

随着计算系统的进步和新型传感器的出现，收集和存储的数据在数量、类型和种类上都有了巨大的增长[1]。早在 2013 年，有些研究机构估计，世界上超过 90% 的数据是在两年前产生的[2]。就健康数据而言，这受电子健康记录、个性化医疗和行政数据使用增加的影响。尽管难以全面简单地描述大数据的构成，但就数据本身而言，已经确定了几个关键特征：这些特征带

F. van Loggerenberg(✉) · T. Vorovchenko · P. Amirian
University of Oxford, Oxford, UK
e-mail：francois.vanloggerenberg@psych.ox.ac.uk

P. Amirian
e-mail：Pouria.Amirian@os.uk

© The Editors and Authors 2017
P. Amirian et al. (eds.), *Big Data in Healthcare*, SpringerBriefs in Pharmaceutical Science & Drug Development，DOI 10.1007/978-3-319-62990-2_1

来了特殊的机遇和挑战[3，4]。这些特征包括具有海量的数据规模（volume，容量），快速的数据流转（velocity，高速），多样的数据类型（variety，多样性）。有些资料增加了第四个"V"特性，真实性（veracity），是为了强调通过以上方式收集的数据的质量需要认真考虑[1]。然而，本书稍后会讨论大数据的真实性，而且我们会证明这并不是大数据的数据特征，更重要的是大数据不仅仅是数据[5]。经常使用的"大数据"也指为了特定目的而收集的数据集，只不过用在了新的二次分析中，为不同目的收集的数据集的关联性，或者日常活动生成的数据集，通常是自主且自动收集和存储的。这些特征创建了庞大且快速扩展的数据集，并且这些数据集可以直接用来进行关联和算法分析，以发现和描绘出其关系和模型，而这些关系和模型很难在较小和为个人目的收集的数据集中发现。

1.2　大数据和健康

近年来，生物医学和健康科学中大数据的使用得到了广泛关注。这些数据为改进各种疾病的诊断、治疗和预防以及改善健康干预措施提供了重要的机会[1，6]。然而，这与敏感信息的隐私和安全，以及需要干预和治疗的人的弱点暴露，这些显而易见的风险有关。大数据革命对生物医学产生了很大的影响，这主要是由于基因组测序技术上的进步、成像技术的改进和数字化、大量患者数据存储库的发展和增长、生物医学知识的迅速发展以及患者在管理其自身健康数据（包括个人活动和健康数据的收集）方面所发挥的核心作用[3]。

对健康相关数据的容量、高速、多样性和真实性有贡献的生物医学和健康数据主要来源包括：

（1）医疗记录。数字化电子健康记录（Electronic Health Records，EHR）的使用不断增加，这些数据是为患者护理和随访而收集的，不仅是用于二次分析的关键数据来源，而且是与其他纵向自由文本、实验室和其他参数、影像学、用药记录和大量其他关键数据的大型数据集相结合的关键数据来源。当与基因组数据等数据相结合时，这些数据体现了在群体水平建立基因型 - 表型关联的潜在来源。

（2）管理数据。这些数据通常是为开具账单或保险而产生的，并不像电子健康记录数据那样可立即获得。但是，这些数据确实有优势，即通常以一种标准化的方式进行编码，并且进行了错误更正的验证，因此通常代表更高质量的可比数据。

（3）Web 搜索日志、点击量和基于交互的数据。互联网已经成为人们了解他们病症的一个越来越重要的信息来源，尤其是在他们寻求专业帮助之前，这些数据的系统收集和分析使得我们对所关注的症状监测和潜在的公共卫生干预有了更深入的了解。比如，这些数据已被用于识别流行病暴发[7]，并且在突出显示药物副作用的潜在问题方面非常有用。

（4）社交媒体。随着社交媒体的不断发展，其定义也在不断变化，以捕捉其所有特征，并反映其在现代世界中所扮演的角色。社交媒体被描述为"以让用户参与、评论和创建内容作为与他们的社交图谱、其他用户和公众进行交流的手段，从而实现交互式网络的平台"[8]。

社交媒体不断发展和融入人类生活，可服务于各种目的，如社交互动、信息搜索、消磨时间、娱乐放松、通信、意见表达、便利性用途、信息共享以及监视和观察他人[9]。例如，LinkedIn 允许其用户建立专业连接，Facebook 被广泛用于与朋友联系，Twitter 允许短消息公共广播，Instagram 用于分享喜爱的图片，而 YouTube 则允许共享视频。近年来，这一数据收集和分析领域迅速增长，因为越来越多的人参与进来，并产生了越来越多的社交数据。这个领域还包括博客、Q 和 A 站点（如 Quora）、网络站点，并且这些数据被用于发现诸如未报告的副作用之类的情况，用于监测与疾病有关的观点，以及识别或跟踪灾害或疾病暴发。本书概述的项目之一涉及社交媒体，对此特定数据类型将会有更多的论述。

▶▶ 大数据医疗：从即时检测设备进行解析

　　活跃的社交媒体用户数量一直在快速增长。截至 2023 年，估计全球有近 50 亿人使用社交网络（图 1.1）。社交媒体平台的受欢迎程度和活跃用户数量各不相同。截至 2016 年 6 月，Facebook 平台拥有拥有 15.9 亿用户（图 1.2）。

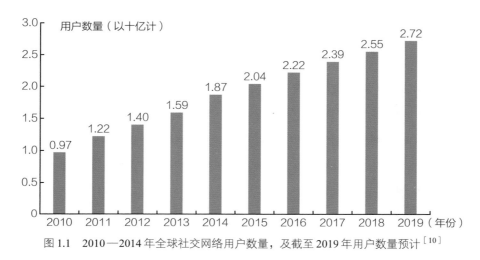

图 1.1　2010—2014 年全球社交网络用户数量，及截至 2019 年用户数量预计[10]

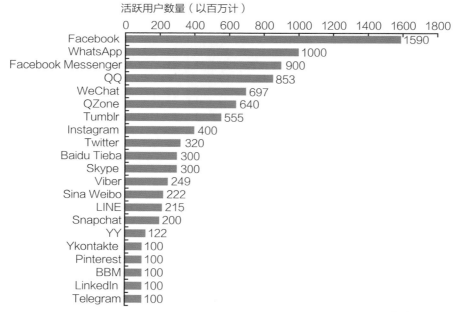

图 1.2　截至 2016 年 6 月，按活跃用户数量排名的全球领先社交网络[11]

大数据分析也被用于卫生和人类福利。Google 流感趋势就是一个例子。全球数百万用户在线搜索健康信息。Google 利用其搜索引擎上的特定搜索查询的数据和复杂算法估计出流感在世界不同国家的传播量有多大[7]。这些数据与来自传统流感监测系统的数据相关[12]（图 1.3）。这些预测大约滞后一天报告，而传统的监测系统收集和报告数据可能需要数周时间。尽管 Google 不再公开发布这些数据，但是历史数据集仍然可用，并且可以根据要求向学术研究团体提供更新的数据。

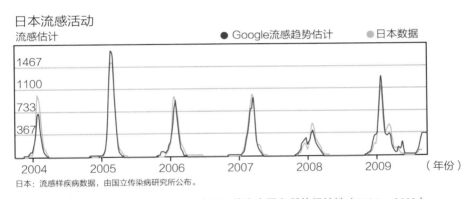

日本流感活动
流感估计　　　　　　　　　　　　　　● Google流感趋势估计　　● 日本数据

1467
1100
733
367

2004　　　2005　　　2006　　　2007　　　2008　　　2009　　（年份）

日本：流感样疾病数据，由国立传染病研究所公布。

图 1.3　Google 流感趋势与日本国立传染病研究所的相关性（2004—2009）

Twitter 是一个在线社交网络和微博平台，用户可以发送和读取 140 个字符的短消息，称为推文（tweets）。微博允许用户交换小的内容元素：短句、个人图像或视频链接[13]。Twitter 目前主要是一种可通过电脑、平板电脑和手机访问的在线服务。自 2006 年推出以来，Twitter 用户数量一直在不断增长，截至 2016 年 6 月，有 4 亿活跃用户（图 1.2）每天贡献约 5 亿条推文[13]。这对大数据分析师来说是非常有吸引力的，因为这些数据实时显示了世界各地的人们所关注的问题，对分析历史事件或模式十分有用，在健康和人类发展方面，展示出了潜在的研究领域和公共卫生干预的机会。这一点将在第 5 章中进一步探讨。最近的一篇综述指出 Twitter 已经被用于健康研究的三个关键领域：健康问题和疑问（癌症、痴呆、痤疮、心跳骤停和吸烟），健康促进（如饮食、癌症筛查、疫苗接种、糖尿病等）和专业交流（在临床环境中对学生的评估反馈，促进期刊文章和其他科学出版物发行）[13]。

　　智能手机的普及与社交媒体发布量的增加齐头并进，尤其是地理定位数据，如推文中的定位数据。这也导致了个人监测活动的数量和类型的增加，这些数据被健康和其他个人监测应用程序所使用[14]。这产生了大量关于个人行为、定位、饮食日志、服药依从性、血液中血糖水平、咖啡消费、睡眠质量、心理或精神状态、健康和身体活动指标的监测数据，这些数据来自自我监测、GPS 跟踪和加速度计等技术，被称为量化自我（quantified self）[2]。这些应用已用于创建健康改善应用程序，如戒烟或减肥的推进和支持，但在此过程中，这些指示器也产生了大量不同的数据集，可用于挖掘有用的健康数据。这些有可能被用来确定风险因素，而这些风险因素又可以与电子病历联系起来，从而确定需要干预或支持的方面以防止疾病的发展。在人群层面，公共卫生干预可以针对特定的地理群体，例如肥胖等问题可以通过这些手段加以识别。

1.3　中低收入国家的大数据和医疗

　　发达国家在使用大数据技术和云计算上取得了重大且快速的进展，但是中低收入国家的发展速度并不相同，尽管这些方法有可能提升医疗服务，改善人口健康。一篇关于在中低收入国家医疗中使用大数据的文章回顾总结了一些主要的潜在好处以及需要克服的挑战[15]。在这些情况下，医疗保健通常由垂直项目（对于艾滋病、结核病、疟疾等）提供，所有这些项目都有严格的数据要求，而这些数据通常由社区卫生工作者完成。收集数据的新方法（在智能手机、平板电脑或便携式电脑上）以及将医疗设备连接到互联网的实时数据收集，使人们有可能避开电子数据获取、存储和集成方面部分更为紧迫的后勤和技术障碍。中低收入国家的技术进步往往能够跨越发达国家的一些发展步骤。例如，中低收入国家，特别是撒哈拉以南非洲地区的手机普及率通常非常好，并且与其他良好发展指数呈正相关，因为普遍缺乏固定线路安装，而手机技术能够更有效、更容易地被推广，因为没有可与之竞争的基础设施或技术[16]。这意味着在获取技术方面进展突飞猛进，而在较发达国家，这些技术的采用有时需要更长的时间。

对于中低收入国家而言，有效利用大数据分析的好处是能确保良好的医疗保健服务、疾病风险因素识别，以及快速识别可能从早期预防或干预中获益的个体。考虑到目前中低收入国家服务提供能力差、管理不善和数据协调不好，情况尤其如此。这意味着通过确保有限的资源得到建设性使用，对这些服务进行适度的改进，将获得巨大的收益[15]。目前，这些地区的卫生系统主要是以个体疾病为重点，而大数据的整合性可能有助于采用更加综合、横向的方法来研究、预防和治疗疾病以及健康状况不佳的原因。

清洁饮用水、食品和良好卫生设施等必需品的供应仍然是紧迫的问题，但大数据分析对支持人类发展也可发挥作用，因为它们可以改善健康状况，并且可以利用已建立的基础设施和技能。当然，良好的健康状况和良好的发展是相互支持和密切相关的。

为了充分实现潜在的利益，必须解决目前全球卫生管理普遍较差的问题，以确保适当知情、考虑周全和资源充足的数据收集工作得到适当的监督和管理[15]。2009 年，联合国（http://www.unglobalpulse.org）发起了"全球脉动"（Global Pulse）项目倡议，目的是"加速发现、开发和大规模采用大数据创新，促进可持续发展和人道主义行动"[17]。该项目还重点关注一些基于健康的应用程序。其中包括以健康为焦点的项目，还有很多涉及发展和福利重叠问题的项目，这里有一些主要实例[18]：

（1）利用全国各地保健中心提供的实时指标数据，监测乌干达母婴艾滋病毒阻断工作的执行情况，并在一个在线跟踪仪表板上填报数据。通过这些数据的收集和共享能够帮助识别 B + 治疗方案推广的瓶颈（无论 CD4 T 细胞计数如何，均为孕妇提供抗病毒治疗），并揭示诸如药品库存不足和患者放弃治疗之间的关系。

（2）利用交互式地图进行数据可视化，以支持乌干达疾病暴发的应对工作，为疾病报告获取免费文本位置数据，并利用自动化技术将这些数据转换为地理参考位置，利用现有地理数据和其他数据叠加的地图，在一个在线仪表板上创建交互可视化效果。

（3）利用社交媒体来了解公众对印度尼西亚免疫接种的看法，其中使用了2012年1月至2013年12月期间超过88000条印度尼西亚语的推文数据库。通过内容分析和过滤来筛选相关的推文，这一项目展示了社交媒体是如何被用来实时地分析与免疫接种有关的信息。特别有用的是确定了 Twitter 的影响力核心，如果有需要，并提供相关且准确的消息来传播，可以利用它来提供快速响应通信。

（4）通过使用来自印度、肯尼亚、尼日利亚和巴基斯坦的社交媒体和新闻内容分析，利用来自 Twitter 和 Facebook 的数据以及传统媒体的数据，了解免疫意识和对免疫的看法和感受。数据内容的激增与一些重要事件有关（例如在巴基斯坦发生的针对脊髓灰质炎工作人员和推动者的袭击）。网络分析和用户统计数据被用于识别网络中的关键影响因素。这项工作使人们对社交媒体的监测作用有了更好的了解，有助于深入了解公众对免疫的看法。

（5）2009—2014 年，从 Facebook 页面和联合国儿童基金会（UNICEF）的 U 报告（U-report）平台中提取数据，利用这些社交媒体，分析乌干达对避孕和未成年怀孕的态度。为了识别与避孕和计划生育有关的信息，Facebook 的数据进行了匿名和过滤处理。开发了一个交互式仪表板，可供公众查阅（http://familyplanning.unglobalpulse.net/uganda/）。该平台提供关于计划生育和避孕观念变化的实时数据，这些数据将影响某些公共卫生项目或解决这些问题的干预措施。

（6）通过分析社交媒体的内容，分析公众对卫生设施的看法，使用过滤的 Twitter 数据并在社交媒体数据分析平台上分析。报告给出了数据量、影响因子和关键主题标签的整体趋势。这项研究表明，通过长期监测基线指标，可以跟踪社交媒体上围绕卫生问题的讨论，从而能够评估教育活动的覆盖面和效果，特别是公众参与这些活动的情况。

（7）利用数据来分析塞内加尔（Senegal）的季节性流动模式。在塞内加尔，匿名移动电话数据被用来指示人们的位置和动向，以显示不同季节人口流动模式的差异。每日和每月的移动都有特点。了解人们在什么地方，以及他们在不同季节的迁移模式，对于健康监测和疫情评估以及资源和应对规划可能非常有用。

另一个新颖的建议是使用新的在线数据来源，如社交媒体，并将其与流行病学环境数据结合起来，以创建实时和不断更新的疾病分布图，这些图与传统的静态地图相比，更有相关性且更细致[19]。这被认为是关键，因为准确和及时了解疾病分布情况，特别是在中低收入国家，对于采取有效、有针对性和适当的干预措施去预防、治疗和管理疾病和病媒，以及了解当前导致对公共卫生措施进行大量投资和部署的全球疾病负担，是至关重要的。

本书中列出的两个项目（第 4 章和第 5 章）进一步举例说明如何利用和部署大数据分析（第 4 章）以支持健康和人类福利问题，更多细节可参见这些章节。

1.3.1　分析挑战

传统上，用于研究目的的健康数据是根据所使用的统计分析方法来收集的[2]。这意味着研究数据源于定义的人群样本，根据非常明确的抽样策略外推到整个感兴趣的人群中。除此之外，还收集了明确的和可操作的措施，并严格持续地监测数据的质量和准确性。在进行任何分析之前，这些数据都经过仔细"清理"。某种程度上，所有这些保护措施和程序导致进行大型试验的成本和复杂性迅速增长，尤其是在中低收入国家，于是有人一直呼吁采取更实用的方法[20]。

由于明确定义的焦点和数据的质量是依赖于数据的数量和品种的，因此大数据可能会改善这些试验数据质量程序的高昂费用和复杂性所带来的一些影响。然而，这些数据的容量、高速和多样性也为其分析带来了一些潜在的缺陷[3]：

（1）在筛选患者电子健康记录或管理数据时，筛选算法的开发是很棘手的。通常需要对几种不同类型的数据进行分析，类似于卫生专业人员的临床诊断，并且开发算法时的错误可能导致错误的结论。基于使用从业者临床判断的复杂、迭代的方法已被提议作为该问题的潜在解决方案。

（2）重要的是，这些分析中使用的数据是观测数据，通常不是在受控的试验条件或随机情况下收集的。因此，确实存在一种担忧，即观察结果容易出现偏差和混淆。通常，分析中需要控制的潜在混杂因素的识别是由研究人员和专家完成的，而在大数据应用中使用的许多自动算法不太可能出现这种情况。这也使得对结果的解释更加困难。

（3）随着数据集在数量和种类上的增长，由于机会发现的可能性越来越大，用于发现有意义的关联和模式的分析技术也变得越来越复杂。除非考虑到这一点，否则假阳性关联的数量会不受控制，从而产生基于机会关联的虚假结论。

1.3.2　道德挑战

对生物医学和行为数据采用大数据方法可能会在全球和公共卫生领域产生明显的影响和进步。然而，这也带来了一些关键的道德挑战，需要加以确认和解决。最近一篇有关大数据中伦理问题的综述，回顾了68项研究的信息，强调了一些关键挑战，并提出了一些现有文献中尚未明确提出的其他挑战[6]。虽然产生、处理和共享数据的技术意味着可以很容易地获得大量数据集，链接和共享也可能非常普遍，但这并非没有重大问题。以Facebook的Beacon软件为例，该软件于2007年发布，并开发了将外部在线购买与Facebook用户信息自动连接的功能，为了提高个性化广告的水平，这项服务无意中暴露了敏感的私人特征，例如性取向，或作为礼物购买的物品的信息。该项服务在成为诉讼焦点后被终止[21]。使用现成的大数据可能会产生意想不到的后果和道德问题，而且与有关数据共享和访问风险的高级配置媒体层关联，可能影响经过周详考虑的、与健康有关的类似数据的使用。

从文献回顾来看，确定了关于道德问题的五个关键领域，简述如下[6]。

1. 知情同意

传统的知情同意书中有关研究使用的数据的内容，对于具体用途的特定数据或者用于相关研究的数据的收集，都有明确清晰的说明。而这不适用于收集大量新的且常规数据的大数据应用程序，通常其明确目的是在海量的和相互关联的数据集中创造性地识别惊人的或新的关联。这意味着知情同意这一概念可能很难应用于大数据研究。传统知情同意书的确定性和单一性必须适应大数据研究的工作。能够将这些数据用于大数据分析，但在大多数情况下无法取得这些数据每项未来可能用途的明确的知情同意，这之间存在着明显的矛盾。这一点特别突出，因为这些分析所使用的数据往往是例行收集的，数量巨大，且在收集的时候无法预测哪些分析要使用它们。虽然解决这个问题远远超出了本章的范围，但这是本书其余部分的一个关键考虑因素。有许多方法可以解决这个问题，或者从实用出发（通过将数据源用于公益研究，造福他人，或者通过认证的、公正的第三方机构对数据的使用做出决定），或者从实质出发（例如，要求参与者选择退出数据共享）。正如隐私问题所阐明的那样，这些问题不是简单地通过"去识别化"数据来解决的。

2. 隐私

越来越多的日常和个人数据正在被自动地、匿名地收集。数据收集通常是在被收集的人们并未意识到的情况下完成的，因为信息的程度和范围很容易被抓取和使用。与以往研究数据相比，这是大数据时代的一个关键特征[6]，研究数据往往侧重于离散的和明显的测量。大数据中的隐私问题通常涉及保密，连接数据集的简易性会泄露关联和潜在身份信息。这意味着对数据进行简单的匿名处理是非常困难的，且无法保证（保密）。此外，很明显，伤害不仅可能发生在个人身上，而且也可能发生在群体层面上，这些伤害来自污名化或歧视的数据。假定匿名化并在群体层面使用数据，是一种避免需要征得同意的可接受的方法，这种方法是有问题的。对社会媒体分析这样的事情来说，关键的顾虑是不能仅仅因为事情发生在公共场合，就认为它们应该被自由访问。也不应该假定数据被收集的个人能够理解这些数据如何被轻松和广泛地访问和使用。现在，数据存储的时间更长，也是一个需要关注的问题。保留这些个人数据的时间长度增加了数据隐私可能被侵犯的潜在风险。过于严格的条例和手续可能会妨碍有用且有益的研究，而过于开放的数据访问和分享可能容易被用于歧视或造成其他伤害，两者之间的关系非常紧张。

3. 所有权

数据所有权可能已经是一个很复杂的问题，但如果共享了大量相关的数据集，并且在共享空间中收集、分析和发布数据融合的结果时，谁控制数据就成为更加困难的问题。如何重新分配数据以及谁可以更改或分析数据，是大数据分析中需要解决的复杂问题。个人很难控制其数据的处理方式，人们普遍认为需要有某种控制措施，因为第三方能够从机构外收集的数据或提供数据者的信息中获得商业利益。对于个人数据开放访问也被广泛认为很重要。然而，这确实有风险。如果处理和分析数据的人缺乏严格操作或正确解释结果的知识或技能，那么直接获取原始数据就可能会导致错误的概念、错误的理解或有缺陷的分析，进而产生错误的结论。

4. 认识论和客观性

虽然理解数据及其输出一直需要专业的知识和技能，但随着数据集的广泛性和复杂性的增加，分析这些数据的手段也发生了变化。这通常也意味着有必要应用机器学习分析技术[2]。这颠倒了科学中的常用方法；我们已经从具体的、假设驱动的统计测试进入到复杂的机器学习算法的领域，这些算法处理大量的数据集，产生的分析和结论可能远远超出了数据处理者的理解。

重要的是，这些发现被视为关于经验关系的新假设，而不是关于行为或结果的明确预测[2]。

还有一个有关的问题是客观性。由于大数据的输出来自如此多样的、庞大的数据集，因此有一种倾向，即认为它们是"客观的"。然而，与所有的分析一样，所提出的方法、问题和做出的分析决定都是由立场和决定所驱动的，这意味着对数据以及输出和分析都有很大的主观影响。由于这些数据大多来自常规收集，往往是出于其他目的，而且收集和分析可能变得常规和自动化，（由于这些数据）缺乏质量检查和一致性检查，完全相信基于多样的、无质量检查的数据得出的结论可能存在危险。例如，一项对 EHR 数据的回顾评估发现，尽管数据分析可能突出了患者护理中的关键问题，但依然有 4.3%～86% 的数据缺失、不完整或不准确[22]。

5.大数据"鸿沟"

大数据的收集和分析对各机构提出了新的和相当大的技术和资源要求，这意味着能够应对这些挑战的机构的数量是有限的。当考虑到个人是否有途径或权利访问他们自己的数据时，或者对一些大型的数据机构如何使用这些数据个人是否有发言权时，这一点显得尤为突出。那些简单地选择退出个人数据收集的人，根据定义，在数据集中会变得不可见并且无代表性，这可能会造成另一个关键的大数据鸿沟。除此之外，无法实施 EHR 的社区也无法从分析收集到的数据所产生的任何见解中获益。

1.4　本书的结论和结构

与许多新的并且有前景的技术或方法一样，存在将大数据视为过于有益并适用于科学和人类行为的所有领域的风险。还有些风险需要加以考虑，即大数据分析中数据的大容量和多样性让人觉得这些分析是"客观的"并且价值无涉，或者最有可能发现"真相"。本文简要概述了大数据的一些机遇和挑战，特别是伦理问题，同时也概述了随着这一研究领域的发展，需要解决或调查的一些关键问题。可以预见到，随着共同标准的确立，以及众多技术、分析和道德挑战问题的解决，大数据医疗应该能为更个性化的医疗和更智能、适应性更强的卫生战略做出重大贡献[1]。这将是大数据的第二波浪潮。

　　本书的结构如下：第2章描述了数据科学和分析的概念。文中还简要介绍了利用数据科学方法的一些好的例子。第3章解释了大数据的要素，阐述了大数据的五个组成部分。第4章描述了一个大型数据分析系统的现实实现，以及在中低收入国家中的许多现实挑战及其解决方案。此外，该章还说明了这种方法对患者、医疗环境、医疗当局以及医疗保健器械生产商（尤其是医疗器械）的好处。最后，第5章描述了埃博拉疫情期间的一个社交媒体数据挖掘的案例，并介绍了从社交媒体中可以获得的宝贵启示。

参考文献

［1］Koutkias, V., Thiessard, F.: Big data—smart health strategies. Findings from the yearbook 2014 special theme. Yearb. Med. Inform. 9, 48–51（2014）

［2］Hansen, M.M., Miron-Shatz, T., Lau, A.Y., et al.: Big data in science and healthcare: a review of recent literature and perspectives. Contribution of the IMIA Social Media Working Group. Yearb. Med. Inform. 9, 21–26（2014）

［3］Peek, N., Holmes, J.H., Sun, J.: Technical challenges for big data in biomedicine and health: data sources, infrastructure, and analytics. Yearb. Med. Inform. 9, 42–47（2014）

［4］Raghupathi, W., Raghupathi, V.: Big data analytics in healthcare: promise and potential. Health Inf. Sci. Syst. 2, 3（2014）

［5］Amirian, P., Lang, T., Van Loggerenberg, F.: Geospatial big data for finding useful insights from machine data. GIS Research UK（2014）

［6］Mittelstadt, B.D., Floridi, L.: The ethics of big data: current and fore-seeable issues in biomedical contexts. Sci. Eng. Ethics 22（2）, 303–341（2016）

［ 7 ］ Ginsberg, J., Mohebbi, M.H., Patel, R.S., et al.: Detecting influenza epidemics using search engine query data. Nature 457 (7232), 1012–1014 (2009)

［ 8 ］ Cohen, H.: Social media definitions. http://heidicohen.com/social-media-definition/(2011)

［ 9 ］ Whiting, A., Williams, D.: Why people use social media: a uses and gratifications approach. Qual. Market Res. Int. J. 16 (4), 362–369 (2013)

［ 10 ］ Statista: Number of worldwide social network users 2010–2018. http://www.statista.com/ statistics/278414/number-of-worldwide-social-network-users/. Statista (2016)

［ 11 ］ Statista: Leading social networks worldwide as of April 2016, ranked by number of active users. http://www.statista.com/statistics/272014/global-social-networks-ranked-by-number-of-users/(2016)

［ 12 ］ Google: Google Flu Trends. https://www.google.org/flutrends/about/(2016)

［ 13 ］ Finfgeld-Connett, D.: Twitter and health science research. West. J. Nurs. Res. 37 (10), 1269–1283(2015)

［ 14 ］ Ross, M.K., Wei, W., Ohno-Machado, L.: "Big data" and the electronic health record. Yearb. Med. Inform. 9, 97–104(2014)

［ 15 ］ Wyber, R., Vaillancourt, S., Perry, W., et al.: Big data in global health: improving health in low- and middle-income countries. Bull. World Health Organ. 93 (3), 203–208(2015)

［ 16 ］ Asongu, S.A., Nwachukwu, J.C.: The role of governance in mobile phones for inclusive human development in Sub-Saharan Africa. Technovation

［ 17 ］ UN: United Nations Global Pulse. http://www.unglobalpulse.org/. United Nations (2016)

［ 18 ］ UN: United Nations Global Pulse Projects http://www.unglobalpulse.org/projects. United Nations (2016)

［ 19 ］ Hay, S.I., George, D.B., Moyes, C.L., et al.: Big data opportunities for global infectious disease surveillance. PLoS Med. 10 (4), e1001413(2013)

［ 20 ］ Lang, T., Siribaddana, S.: Clinical trials have gone global: is this a good thing? PLoS Med.9 (6), e1001228(2012)

［ 21 ］ Welsh, K., Cruz, L.: The danger of big data: social media as computational social science. First Monday 17 (7), 1(2012)

[22] Balas, E.A., Vernon, M., Magrabi, F., et al.: Big data clinical research: validity, ethics, and regulation. Stud. Health Technol. Inform. 216, 448–452（2015）

第 2 章
数据科学和分析 ▶▶

Pouria Amirian，Francois van
Loggerenberg，Trudie Lang

2.1　什么是数据科学？

由于传感测量、计算和通信技术的进步，数据的生成和收集速度都达到了前所未有的规模和速度。事实上，许多企业的每个方面都对数据收集开放，包括运营、制造、供应链管理、客户行为、营销、工作流程等。数据的这种

P. Amirian（✉）· F. van Loggerenberg · T. Lang
University of Oxford，Oxford，UK
e-mail：Pouria.Amirian@ndm.ox.ac.uk；Pouria.Amirian@os.uk

F. van Loggerenberg
e-mail：francois.vanloggerenberg@psych.ox.ac.uk

T. Lang
e-mail：trudie.lang@ndm.ox.ac.uk

© The Editors and Authors 2017
P. Amirian et al.（eds.），*Big Data in Healthcare*，SpringerBriefs in Pharmaceutical Science & Drug Development，DOI 10.1007/978-3-319-62990-2_2

▶▶ 大数据医疗：从即时检测设备进行解析

广泛可用性使人们对从数据和数据驱动决策中提取有用信息和知识的方法越来越感兴趣。数据科学（Data Science）是利用计算方法来识别和发现数据中有影响的模式科学和艺术。数据科学的目标是从数据中获得见解，并会经常影响决策，使其更加可靠[1]。数据必然是历史信息的量度，因此，从定义上说，数据科学研究的是历史数据。但是，数据科学中的数据可以是在几年前或几毫秒之前连续或一次性收集。因此，数据科学程序可以基于实时或接近实时的数据收集。

"数据科学"一词的产生在很大程度上是由于计算方法的进步，特别是在机器学习、人工智能和模式识别方面的新方法或改进方法。此外，由于通过云计算和分布式计算模型增加了计算能力，即使是在大容量数据中提取有用信息也更加经济实惠。然而，数据科学背后的构想并不是全新的，在过去的几十年中，它们已经被不同的术语所代表，包括数据挖掘（data mining）、数据分析（data analysis）、模式识别（pattern recognition）、统计学习（statistical learning）、知识发现（knowledge discovery）和控制论（cybernetics）。

作为一种最近的现象，数据科学的兴起是很实用的。实际上，许多机构的每个方面现在都对数据收集开放，甚至常常为数据收集装备仪器。同时，关于流行趋势、新闻和运动等外部事件的信息现在已经非常普及。数据的广泛可用性使人们对从数据（数据科学）和数据驱动决策中提取有用信息和知识的方法越来越感兴趣[2]。有了相关数据和技术的可用性，以前基于经验、猜测或现实约束模型的决策程序，现在可以基于数据和数据产品来制定。换句话说，当机构收集更多的数据并开始总结和分析数据时，使用这些数据科学地改进近似值、估算值、预测值、决策值，并最终提高效率和生产力，这是一种自然进程。

2.2 数据科学的方法

数据科学是利用计算分析方法发现数据中有趣且有意义的模式的过程。数据科学中的分析方法来自若干相关学科，包括统计学在内的一些学科已用于发现数据的模型和趋势超过一百年了。图 2.1 显示了一些与数据科学相关的学科。

大多数方法都是数据驱动的，这是数据科学方法中最重要的特征。这些分析方法试图寻找隐藏的、预期有用的模式，这些模式不是基于数据收集程序或分析师的假设。换句话说，数据科学中的方法是数据驱动（data-driven）的，并且主要探索数据中的隐藏模式，而不是确认数据分析师所设定的假设。数据驱动算法是从数据中归纳出模型。在数据科学的现代方法中，归纳过程可以包括识别要包含在模型中的变量、定义模型的参数、模型中的权重或系数，或者模型的复杂性。

尽管多年来开发了大量特定的数据科学方法，但这些方法只解决了少数基本的不同类型的分析任务。一般来说，数据科学中有几种类型的分析任务，

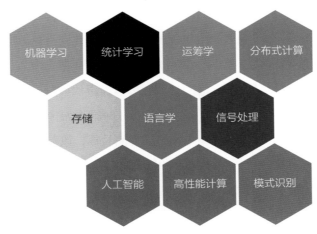

图 2.1 数据科学的方法来自许多学科

可以分类为有监督学习或无监督学习。

有监督学习基于一个或多个输入来输出预测或评估的模型。这类问题出现在各种各样的领域，如商业、医学、天体物理学和公共政策。在无监督学习中，有输入但没有监督输出；不过，我们可以从这些数据中学习关系和结构[3]。以下几节首先对有监督学习和无监督学习的概念做了较为深入的介绍，然后简要介绍了数据科学中的主要分析任务。

2.2.1 有监督和无监督学习

数据科学尝试着从数据中找出算法或方法。大多数情况下，数据需要处于特定的形态或结构才能用于数据科学方法。从数学上讲，数据通常需要以矩阵的形式出现。矩阵中的行（记录）表示数据点或观察值，列表示观测中的各种属性的值。在许多数据科学问题中，行的数量要多于属性的数量。然而，在基因测序和情感分析等问题中，通常会看到更多的属性。在某些问题中，属性被称为目标变量，因为数据科学方法试图根据数据中的其他变量寻找一个函数来估计目标变量。目标变量也可以称为响应、因变量、标签、输出和结果。在这种情况下，数据中的其他属性称为独立变量、预测因子、特征或输入[4]。

数据科学的算法通常分为两组：有监督学习方法和无监督学习方法。假定一个在对照试验中收集的数据集，该数据集中的数据由身份识别号（ID）、年龄、性别、体重指数（BMI）、生活方式、受教育年限、收入、子女数量以及对药物的反应等属性组成。询问患者样本的健康状况时，可能会考虑两个类似的问题。第一是："患者是否自然而然地分属不同的组别？"这里没有为分组指定具体的目的或目标。如果没有这样的目标，该数据科学问题就被称为无监督学习。对比另一个略有不同的问题："我们能找到对某种药物的阳性反应可能性特别高的患者群体吗？"这里有一个特定的目标定义：新入院的患者（没有参加试验的人）会对某些药物有反应吗？在这种情况下，根据特定原因进行分类：根据对药物做出反应的可能性采取不同的行动。换句话说，对药物的反应是这个问题中的目标变量，而一个特定的数据科学任务试图找出影响目标变量的属性，更重要的是它们在预测目标值方面的重要性。这被称为有监督学习问题。

在有监督学习问题中，监督者是目标变量，目标是根据数据中的其他属性预测目标变量。选择目标变量以呈现分析人员或机构想要回答的问题的答案。为了构建一个有监督学习模型，数据集需要同时包含目标变量及其他属性。在基于现有数据创建模型之后，可以使用该模型来预测没有目标变量的数据集的目标值。这就是为什么有监督学习有时也被称为预测建模。主要的预测建模算法是对明确目标变量的分类（如是 / 否）或对连续目标变量的回归分析（数值）。目标变量的实例包括：患者是否对某种药物有反应（是 / 否）、治疗剂量（120 毫克、250 毫克等）、肿瘤大小在 6 个月内增加（是 / 否）以及肿瘤大小增加的概率（0~100%）。

在非监督学习中，模型中没有目标变量。根据输入值之间的接近度或相似性，对输入进行分析、分组或聚类。每个组或集群都有一个标签来指示一个记录属于哪个组。

2.2.2 数据科学分析任务

在医疗保健领域，从数据科学的角度来看，除了典型统计分析任务（如因果建模），还有一些其他的分析任务。分析任务可分为回归、分类、聚类、相似匹配（推荐系统）、剖析、仿真和内容分析。

回归（regression）试图估计或预测数值变量的目标值。回归问题例如："一个给定的客户使用健康保险服务的费用是多少？"这里要预测的目标变量是健康保险服务的使用情况，可以通过查看人群中其他类似的个人（从健康状况和记录的角度）来生成一个模型。回归过程产生一个模型，给定一组输入，估计特定个体的目标变量的值。

回归算法用于对目标变量进行数值预测，分类算法（classification）则对目标变量的有限类别（类，classes）进行预测。分类和分类概率评估试图预测群体中的每一个个体是属于哪一个类别。通常，这些类别是互斥的。分类问题例如："在某一特定试验的所有参与者中，哪一个更有可能对某种药物有反应？"在本例中，这两个类可以被称为"有反应"（或肯定）和"无反应"（或否定）。对于分类任务，数据科学程序将产生一个模型，给定一个新的个体，决定其属于哪个类别。密切相关的任务是评分或分类概率评估。评分模型适用于个体，产生一个分数，其代表个体属于每个类别的概率。在试验中，评分模型将能够评估每个参与者，产生每个人对药物反应可能性的评分。回归和分类算法都用于解决有监督学习问题，这意味着在模型构建过程开始之前，数据需要有目标变量。回归在某种程度上与分类相似，但两者是不同的。非正式地，分类预测某事是否会发生，而回归预测某事会发生多少。分类和回归构成了预测分析的核心。如今，很多工作都专注于预测分析，尤其是在临床环境中试图优化健康和财务结果[5]。

聚类（clustering）使用无监督学习将数据分为不同的集群。换句话说，聚类试图在数据中找到自然分组。聚类问题例如："患者是否形成自然群体？"聚类在查看哪些自然群体存在的初步领域探索中很有用，因为这些群体反过来又可能启发其他的数据科学任务或方法。聚类和分类问题之间的一个主要区别是，聚类的结果事先是未知的，需要人为解读和进一步的处理。相反，对一个观测的分类结果是属于某一类别或属于某一类别的概率。

数据科学中的第四种分析任务是相似匹配（similarity matching）。相似匹配尝试根据可用数据来识别相似的个体。相似匹配可以直接根据条件查找相似的实体。例如，一家健康保险公司对寻找类似的人有兴趣，以便为他们提供最有效的保险单。他们根据描述个体健康特征的数据使用相似匹配。相似匹配是创建推荐引擎或推荐系统的最流行的方法之一的基础。推荐引擎已经被像亚马逊（Amazon.com）这样的在线零售商广泛使用，根据用户的偏好和历史行为（浏览行为和购买记录）来推荐产品。可以使用相同的概念和技术来向患者推荐或改善医疗保健服务。在这种情况下，实现推荐系统有两种广泛使用的方法。第一类是协同过滤，可以根据患者或服务（如治疗）之间的相似性提出建议。第二类推荐引擎通过分析与每个患者相关的数据内容来提出推荐。在这种情况下，文本分析或自然语言处理技术可以用于患者每次访问医院之后的电子健康报告／记录。相似类别的内容自动组合在一起，这可以为向新的类似患者推荐新疗法奠定基础。

剖析（profiling，也称为行为描述）试图表征个体、群体或种群的典型行为。剖析问题例如："这个患者群体（组）的典型健康保险用法是什么？"行为可能没有一个简单的描述。行为向上可以分配给整个人群，也可以下到小团体或甚至个人。剖析通常用于为异常行为检测应用程序建立行为规范，比如欺诈检测。例如，如果我们知道一个患者的处方上通常有哪种药物，我们就可以确定新处方上的新药是否符合这个范围。我们可以用不匹配度作为怀疑分数，如果不匹配程度太高，则可以发出警报。此外，剖析还可以帮助攻克医疗热点的挑战，通过剖析寻找出那些过度使用医疗资源的人。

仿真（stimulation）技术被广泛地应用到许多领域，以模拟和优化现实世界中的过程。长期以来，工程师们一直使用数学技术来仿真模拟大型建筑物的疏散计划。仿真测试为工程公司节省了数百万美元的研发成本，因为他们不再需要用真实的物理模型做所有的测试。此外，通过简单地调整计算机模型中的变量，仿真提供了测试更多场景的机会。在医疗保健领域，仿真可用于多种应用，从建模疾病传播到优化医疗环境中的等待时间。

内容分析（content analysis）用于从非结构化数据（如文本文件、图像和视频）中提取有用的信息。在这种情况下，文本分析或文本挖掘使用统计和语言分析来理解文本的含义，或者总结一个长文本，或者提取情感反馈（比如医疗服务或中心的在线评论）。在所有这些实际应用中，简单的关键字搜索过于原始和低效。例如，想要通过简单的关键字搜索从 Twitter 等社交媒体的实时信息检测某疾病（如流感）的暴发，那么就有必要收集和存储关于该疾病及其重要性的所有相关关键词（比如症状、治疗等）。这是一个需要人工且费力的过程。即使收集存储了所有相关的关键字，简单的关键字搜索也无法提供任何有用的信息，因为这些关键字可以在其他语境中使用。与简单的关键字搜索相比，文本分析和自然语言处理技术可以用来过滤不相关的内容，并根据上下文推断词组的含义。机器学习、信号处理和计算机视觉也为通过模式识别分析图像和视频提供了多种工具。通过模式识别，可以识别已知的目标或模式，以辅助医学图像分析。

2.3 数据科学，分析学，统计学，商业智能和数据挖掘

2.3.1 数据科学和分析学

一般而言，数据科学、分析学（analytics）甚至数据挖掘都是相同的。数据挖掘被认为是分析学和数据科学的前身。数据科学与数据挖掘有许多共同点，因为数据准备和从数据中提取有用见解的算法和方法通常是相同的。分析学更侧重于在数据中查找和发现有用模式的方法，对数据准备的覆盖范围较少[6,7]。在这种情况下，分析学是任何数据科学过程的重要组成部分。然而，有些人会说，为了进行分析，需要在建模阶段之前收集和准备数据。在这种情况下，分析学与数据科学是一回事。在本书中，数据科学和分析学可以互换使用。

2.3.2 统计学、统计学习和数据科学

数据科学与统计学有相当多的重叠，统计学家甚至认为数据科学是统计学习的延伸。事实上，统计学习和机器学习方法是高度相似的，在大多数情况下，这两者之间的界限最近已经模糊。简而言之，数据科学与统计学习之间的差异与分析师的思维方式及其背景密切相关。

然而，作为统计学习的核心，统计学通常用于进行验证性分析，即对输

入和输出之间的关系进行假设，分析的目的是使用一些统计检验来证明或否定这种关系，并量化其程度[8]。在这方面，许多分析是高度结构化的，例如确定一种药物是否能有效地减少某种疾病的发病率。

在统计学中，控制是必要的，以确保不在模型中引入偏差，误导对模型的解释。大多数情况下，统计模型的可解释性及其准确性对于理解数据的含义非常重要，因此要非常谨慎地转换模型输入和输出，使其符合建模算法的假设。此外，还要付出很多努力来解释错误[9]。

另一方面，除了非常笼统的描述，数据科学通常很少关注模型中的最终参数。而关键的内容往往是模型的准确性，因此，模型能够对决策过程产生积极影响[10]。与使用统计学验证分析解决的结构化问题不同，数据科学经常尝试使用那些甚至不是为了构建模型而收集的数据，来解决结构化程度较低的业务问题；这些数据刚好在那里[1]。数据中往往没有控制措施，因此因果关系变得极难识别，甚至在结构性问题中也很难发现。

数据科学家经常以更多非结构化，甚至是随意的方式处理问题。无论以何种形式发现的数据都会驱动模型的运行。只要数据继续以与模型中使用的数据一致的方式收集，这就不是问题；数据的一致性将增加模型预测的一致性，从而增加模型对决策的影响程度。

总之，统计学习更侧重于模型，但是在数据科学中，数据正在推动建模过程[11]。

2.3.3　数据科学和商业智能

另一个与数据科学有相当多重叠的领域是商业智能（Business Intelligence，BI）。几乎所有 BI 分析的输出都是可视化、报告或指示板，它们总结了数据的有趣特征和度量标准，通常称为关键性能指标（Key Performance Indicators，KPIs）。KPI 报告是由用户驱动的，基于案例的，且通过领域专家确定，以供决策者使用。这些报告通常包含关于实时事件的简单描述性摘要或非常复杂的多维度量。

数据科学和 BI 都使用统计学作为计算框架。但是，BI 的重点是解释业务中已经发生的情况或正在发生的情况。根据这些观察，决策者可以采取适当的行动。

数据科学也会使用历史数据或已经收集的数据。与 BI 相比，在根据输入描述目标变量的模型方面，数据科学更侧重于寻找模式。换句话说，预测分析不是 BI 的一部分，但却是数据科学的核心。这导致了这样一个事实，数据科学可以为决策者提供比 BI 更有价值的见解。

2.4 数据科学过程

数据科学项目的过程需要结构化和明确定义，以最大限度地降低风险。如前所述，数据科学的目标是从数据中找到有用且有意义的见解。这也是数据库中知识发现（Knowledge Discovery in Databases，KDD）过程的目标。KDD 是一个在海量数据库中发现有效的、新颖的、有用的和可理解的知识（模式、模型、规则等）的迭代和交互过程[12]。幸运的是，数据科学和 KDD 都有明确的步骤和任务来执行项目。

与数据科学一样，KDD 包括多学科活动。KDD 中的活动包括集成来自多个数据源的数据、将数据存储在一个可扩展的系统中、对数据进行预处理、应用数据挖掘方法、可视化和解释结果。图 2.2 说明了在整个 KDD 过程中涉及的多个步骤。

如图 2.2 所示，数据仓库、数据挖掘和数据可视化是 KDD 过程的主要组成部分。

2.4.1 跨行业数据挖掘标准过程

与 KDD 过程类似，跨行业数据挖掘标准过程（CRoss-Industry Stand-ard process for Data Mining，CRISP-DM）定义并描述了数据科学过程中的

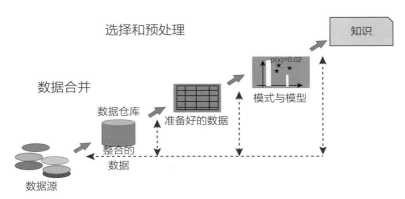

图 2.2　数据库中的知识发现（KDD）过程

主要步骤。CRISP-DM 是自 20 世纪 90 年代开始使用最广泛的数据挖掘过程模型[13]。

对于数据科学家而言，逐步的过程为分析提供了明确定义的结构，这不仅提醒他们需要完成的步骤，而且还提醒他们整个过程需要的文档和报告。由于数据科学项目是由具有不同背景的团队成员组成的数据科学团队完成的，因此数据科学过程中的文档是非常有价值的，因为它具有多学科的性质。此外，CRISP-DM 为数据科学团队提供了通用术语。

图 2.3 中显示了 CRISP-DM 的六个步骤：业务理解、数据理解、数据准备、建模、评估和部署。这些步骤，以及它们出现在图 2.3 中的顺序代表了数据科学项目中最常见的序列。

数据是 CRISP-DM 过程的核心。简单地说，该过程从一些需要领域理解的问题开始，以确定项目的范围、目标和重要性。然后收集并检查相关数据，以确定数据中的潜在问题，并了解数据的特征。在进行任何分析之前，需要准备好数据以识别和修复数据中的问题。在这一阶段，数据可以在数据科学过程中使用。数据科学家经常使用不同的模型来完成相同的分析任务。因此，根据问题及其所需的性能，模型被推广、评估，然后每一个模型的预期效果和局限性都被记录下来。最后，基于成功标准的最佳模型将被部署到生产环境中，应用到现实世界。

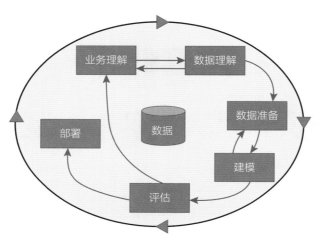

图 2.3　CRISP-DM 过程

请注意图中的反馈循环。这是修改典型数据科学过程的最常见方式，即根据项目中每个步骤的发现和结果进行修改。例如，如果在业务理解期间定义了过程目标，那么在数据理解期间将检查数据。在这一阶段，如果发现没有足够的数据量或数据质量来构建预测模型，而且要收集更多质量更高的数据是不可行的，那么在进行数据准备和建模之前，必须用现有数据重新定义业务目标。另一个例子是，如果一个已构建的模型性能不足，则需要再次执行数据准备任务，根据现有变量之间的转换或交互来创建新的派生变量，以改进模型的性能。

2.4.2　领域知识和业务理解

在任何数据收集、准备和建模任务之前，每个数据科学项目都需要目标。了解需求、要求、决策、策略，并能理解数据价值的领域专家必须明确这些目标。尽管大多数情况下，项目经理和主管对模型如何影响组织有更好的观点，但数据科学家自己有时也拥有这种专业知识[14]。在研究环境中，研究人员总是能够理解这些问题，因此他们能够利用足够的领域知识来定义数据科学项目的目标。领域知识在这一步是非常重要的。如果没有领域专业知识，对于应该建立什么模型以及应该如何评估模型这些问题的定义，可能导致无法解决关键业务问题，使项目失败[1, 15]。

2.4.3 数据理解和准备

遗憾的是，医疗行业的大多数数据都不适合进行多种类型的分析任务。数据科学项目中 90% 的工作（尤其是在医疗保健领域）是以一种可以用于分析任务的形式获取数据。更具体地说，有两个主要问题与医疗保健方面的现有数据相关。首先，大量医疗记录仍然是手写的，或者是数字格式的，数字格式比手写记录略好一点（例如照片或手写记录的扫描图像，甚至是打印报告的扫描图像）。从分析的角度来看，将医疗记录转换成一种可计算的格式是当前医疗环境取得任何进展的先决条件[16]。第二个问题与现有数据源的孤立状态有关。换言之，现有的数字数据源不能合并和链接在一起。这两个问题可以通过标准的电子健康记录的概念来解决，即患者数据以标准格式在不同的电子系统之间有效地共享，并且能够以因特网的速度从一个地点转移到另一个地点[16]。虽然电子健康记录目前有数百种不同的格式，但它们是电子的，这意味着它们可以从一种形式转换为另一种形式。格式标准化将使事情变得容易得多，将数据转换为某种电子形式只是第一步。一旦所有数据都存储在电子健康记录中，就可以将全科医生的办公室、实验室、医院和保险公司连接到一个数据网络中，这样所有患者数据就会直接存储在一个逻辑数据仓库中（但物理上是多个数据仓库）。此时，数据已为分析任务做好准备。

大多数分析任务需要由行和列组成的二维格式的数据。每一行代表可称为分析单元的内容。这与观测和测量单元略有不同。一般情况下，数据是从不同来源收集的，以观察单元为中心，然后在数据准备阶段，转换为分析单元。在医疗保健中，分析单元通常是患者，或者是患者的测试结果[17]。分析单元是针对问题的，因此被定义为数据科学过程的业务理解步骤的一部分。

理解数据需要生成大量的绘图并检查各种属性之间的关系。数据中的列通常称为属性、变量、字段、特征，或者就是列。列包含每个分析单元（行）的值。对于几乎所有的数据科学方法，列的数量和顺序在数据的行与行之间必须相同。在数据理解步骤中，需要标识缺失值和离群值。通常，如果一个特征有超过 40% 的缺失值，它可以从数据集中删除，除非该特征传递关键信息[18]。例如，在一项调查中，人口统计数据中的"年龄"这一可选字段，可能存在很大偏差，而这是一项重要的信息。处理缺失值有几种方法。通常，可以根据其他记录中相同特征的值，用其平均值、中位数甚至其他一些计算替换缺失值，这称为特征填补。数据科学中的一些重要模型（如基于树的集成模型）通常可以处理缺失值。与缺失值类似，有一些标准统计方法可用于识别和处理数据中的离群值。在数据科学过程的这一步中，记录识别和处理缺失值及离群值是非常重要的。当然，属性的数据类型也决定了准备过程中必要的步骤。对于预测建模（有监督学习），有必要确定一个或多个属性作为目标变量。目标变量的识别通常是在数据科学过程的第一步（业务理解）完成。根据下一步要构建的模型的类型，目标变量可以是数值型的或分类型的。在此步骤结束时，数据已准备好用于构建模型并测试其性能。

2.4.4 建立模型和评估度量

根据问题的类型，可以确定数据科学项目的分析任务（分类、聚类、模拟、回归等）。例如，如果问题（"在试验中，哪些参与者可能会对给定药物有反应？"）中存在一个目标变量，那么就需要用一个有监督学习任务来回答业务问题。如果目标变量是分类型的，那么学习问题就是分类（"对药物的阳性/阴性反应"）。如果目标变量是数值的，则学习问题是回归。有许多算法可以用于分类或回归或两者兼用。每种算法都有自己的假设。由于在医疗保健领域使用最广泛的数据科学任务类型是分类和回归[19]，所以本部分将重点讨论预测分析。

不管预测分析任务的算法如何，数据被分成两组：训练集和测试集。训练集用于建立模型（例如，找出特征的系数，这些系数最能描述训练集中的可变性）。测试集用于评估所建模型的性能。数据拆分的百分比取决于数据的大小。如果数据集足够大，则训练集和测试集可以具有相似数量的行。通常，60%~80% 的数据用于训练模型。

如前所述，用训练集的值构建一个预测模型；用测试集来评估模型的性能。换句话说，将建模步骤应用于训练集的结果是一个可用于预测的训练模型。在建模步骤中不使用测试集。为了评估模型的性能，使用测试集作为模型的输入。将模型应用于测试集后，对于目标变量，测试集有两个值（两个列）；一个是实际值，另一个是应用预测模型（预测值）的结果。在这一阶段（称为评分），测试集的实际值和预测值之间的差异可用于评估模型的性能。

数据科学中的算法通常具有超参数（hyper parameters）。超参数的值会影响模型性能。在数据科学过程中，通过检查每一个超参数的不同值，然后计算模型性能，可以为超参数找到一个好的值（模型校正）。通常需要测试不同超参数的一系列值（例如使用穷举网格搜索或随机搜索）。这个建立模型的过程是迭代的（图 2.4）。这一步骤通常结果是基于性能去评估许多模型。然而，模型的性能是数据科学过程成功标准的一个要素。超参数将在后面的回归任务中讨论。

大多数时候，在数据科学项目中，成功标准比模型假设更重要。换句话说，一个好的模型的确定取决于项目的特殊利益，并被指定为成功的标准。成功标准需要转换为一个可量化的指标，以便数据科学家使用它来选择模型。成功标准通常是先前建模过程中改进百分比的量，例如恶性肿瘤预测提升10%，费用降低 30%。有时，成功标准是使用数据科学方法自动执行任务，而有时成功度量标准是数据科学过程在计算和经济上是否可行。

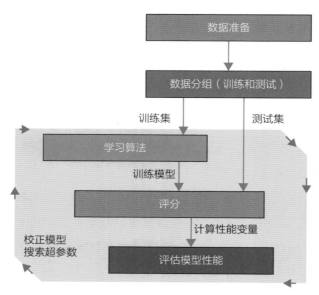

图 2.4　建模步骤

如果预测模型的目的是为决策者提供高度准确的预测或决策，那么将使用准确率（accuracy）度量。如果对模型的解释是最有意义的，那么准确率度量将用于某些可解释的模型。换句话说，数据科学中并非所有模型都具有有意义的解释。在这种情况下，如果透明度和解释比预测的准确率更重要，那么具有解释困难（或没有解释）的高准确率模型将不被纳入最终模型评估中。此外，那些提供最卓越见解的主观度量可能是最可取的。这些主观度量通常是根据实施的难易程度（从开发时间、费用和现有平台的迁移角度）和对模型描述的简易性来确定的。有些项目可能同时使用这两种方法，因此，如果模型可接受的准确率很接近，就会选择准确率稍低但更透明的模型，而不会选择最准确的模型。

对于分类问题，评估模型性能最常用的标准是模型的准确率，它是正确分类的百分比，而不考虑所产生的错误种类。此外，应用分类模型的另一个结果是混淆矩阵（confusion matrix）。图 2.5 说明了用于检测恶性肿瘤的混淆矩阵的结果。

基于分类模型的预测结果			
		阳性（Positive）	阴性（Negative）
实际值（数据中）	阳性（Positive）	真阳性 (TP)10	假阴性 (FN)5
	阴性（Negative）	假阳性 (FP)17	真阴性 (TN)105

图 2.5　分类问题中的混淆矩阵

在这种情况下，模型的整体准确率为（TP+TN）/（10+5+17+105）=84%。除了整体准确率，混淆矩阵还可以提供不同的性能度量，如灵敏度、精确度、误检率和 F1 评分。图 2.6 说明了基于混淆矩阵的各种性能度量的计算。如果必须对整体进行评分和操作，那混乱矩阵的性能度量是很好的。例如，在决定为所有医院的来访者提供定制服务时。

TP: 正确命中（hit/correct identification）
TN: 正确拒绝（correct rejection）
FP: 假警报（False Alarm）/ Ⅰ类错误（Type Ⅰ error）
FN: 错过目标（miss）/ Ⅱ类错误（Type Ⅱ error）
灵敏度 (Sensitivity)/ 真阳性率（True Positive Rate，TPR)/ 召回率 (Recall)
　=TP/(TP+FN)
特异度（Specificity）/ 真阴性率（True Negative Rate，TNR）
　=TN/(FP+TN)
假阳性率（False Positive Rate，FPR）/ 误检率（Fall out）
　=1−specificity
精确度（Precision）/ 阳性预测值（Positive Predictive Value）
　=TP/(TP+FP)
阴性预测值（Negative Predictive Value）
　=TN/(TN+FN)
准确率 (Accuracy)=（TP+TN）/(TP+FN+FP+TN)
F1 分数 (F1 Score)=2*TP/(TP+FN+TP+FP)

图 2.6　基于混淆矩阵的各种性能度量

如果分类模型针对群体的一个子集，例如，通过对患者进行优先级排序，根据模型评分对患者进行分类，并且只对选定患者中的一部分实体（entity）

进行操作，则可以完成其他的性能度量，如受试者工作特征（Receiver Operator Characteristics，ROC）和曲线下面积（Area under the Curve，AUC）。ROC 曲线 Y 轴为典型的真阳性率，X 轴为假阳性率。这意味着该图的左上角是分类的理想点（假阳性率为零，真阳性率为 1）。ROC 曲线下的面积是 AUC。更大的 AUC 通常意味着更高的性能。ROC 曲线的陡度也是很重要的，因为它的理想情况是最大化真阳性率，同时把假阳性率降至最低。图 2.7 显示了分类问题的 ROC 图。

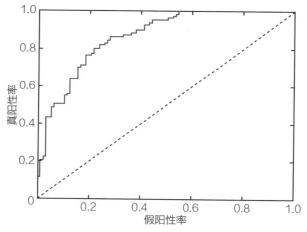

图 2.7　肿瘤鉴别问题 ROC 曲线（AUC=0.83）

　　对于回归问题，模型训练和评分方法与分类问题相似。在接下来的段落中，模型建立、超参数辨识和性能度量计算都使用简单的线性回归和一个强大的惩罚线性回归模型来描述。

　　如前所述，回归问题被归类为有监督学习或预测分析问题。在有监督学习中，初始数据集的目标变量具有标签或已知值。初始数据集通常分为训练数据集和测试数据集，分别对模型进行数据拟合和预测准确率的评估。线性回归或普通最小二乘法（Ordinary Least Squares，OLS）是一种很简单的定量预测方法。线性回归已经存在了很长时间，是无数教科书的主题。尽管与数据科学中的一些比较现代的方法相比，线性回归方法似乎有些单调，但它仍然是一种有用且被广泛使用的统计学习方法。假定 X 和 Y 之间存在近似的线性关系。数学上，X 和 Y 之间的关系可以写成方程 2.1。在方程 2.1 中，给定特征向量 $X_T = (X_1, X_2, \cdots, X_p)$，通过该模型可以预测输出 Y（也称为响应、因变量、结果或目标）：

$$Y = f(X) = \beta_0 + \sum_{j=1}^{p} X_j \beta_j \tag{2.1}$$

方程（2.1） 线性回归模型（普通最小二乘法）

术语 β_0 是统计学习的截距，或机器学习中的偏置。β_j 是未知的参数或系数。X_j 用于预测，称为特征、预测因子、独立变量或输入。变量 X_j 可以是定量输入（如测量或观察，像脑瘤的大小、类型和症状）、定量输入的转换（如观察输入的对数、平方根或平方）或基展开，例如 $X_2 = X_1^2$，$X_3 = X_1^3$，从而得到一个多项式表达式或表示分类数据的虚拟变量（如性别，男性 / 女性）或变量之间的相互关系，比如 $X_3 = X_1 \cdot X_2$。模型也可以是非线性的（通过包括 X_1^2 或 X_1^3），不管 X_j 的来源，模型在参数中是线性的[3, 9]。OLS 是一种广泛使用的方法，通过最小化测试数据集中的目标值与线性近似函数预测的目标值之间的差异来估计线性回归模型中的未知参数。换句话说，最小二乘法选择 β_j 来最小化残差平方和（Residual Sum of Squares of errors，RSS）。

$$RSS = \sum_{i=1}^{n} (y_i - \hat{y}_i)^2 = \sum_{i=1}^{n} \left(y_i - \left(\hat{\beta}_0 + \sum_{j=1}^{p} \hat{\beta}_j \cdot x_i \right) \right)^2 \tag{2.2}$$

方程（2.2） 残差平方和（n 为训练数据集中的观察值或行数）

在方程 2.2 中，$\hat{y}_1$ 是 X_i 向量 $(x_1, x_2, \cdots, x_p)$ 的预测（估计）值。残差标准误（Residual Standard Error，RSE）是误差的标准差的估计。更具体地说，它是响应偏离真实回归线的平均量。计算公式如下：

$$RSE = \sqrt{\frac{1}{n-2} RSS} \tag{2.3}$$

方程（2.3） 残差标准误

RSE 被认为是模型与数据缺乏拟合的度量。如果使用模型得到的预测值非常接近真实的输出值，那么 RSE 将是很小的，并且可以得出这样的结论：该模型与数据非常拟合。另一方面，如果一个或多个观测的 $\hat{y}_i$ 值偏离 y_i 很远，那么 RSE 值可能相当大，这表明该模型不能很好地拟训练数据。RSE 提供了模型与数据缺乏拟合的绝对度量。但由于它以 Y 为单位进行度量，因此并不总是清楚什么构成了良好的 RSE，尤其是在比较相同模型对不同数据集的性能时。统计量 R^2（R 的平方或决定系数）提供了另一种拟合度量。它采用比例的形式，与 Y 无关。

$$R^2 = \frac{TSS - RSS}{TSS} = 1 - \frac{RSS}{TSS} \tag{2.4}$$

方程（2.4） R^2 或决定系数

在方程（2.4）中，TSS 是可用（2.5）式计算的平方和的总和。

$$TSS = \sum_{i=1}^{n} (y_i - \bar{y})^2 \tag{2.5}$$

方程（2.5） 总误差平方和（Total Sum of Squares of errors，TSS）

TSS 度量响应 Y 的总方差，并且是执行回归之前响应中固有的变异。相反，RSS 度量执行回归后未解释的变异。因此，TSS-RSS 度量通过执行回归来解释（或移除）的响应中的变异，其中，R^2 度量 Y 中变异的比例，其可以用 X 来解释[3]。R^2 接近 1 表示响应的大部分变异已通过回归解释。R^2 接近 0 表示回归并未解释响应的变异。

虽然线性回归的最小化问题很容易解决，但很容易过度拟合（高方差）。为了克服线性回归的过拟合的可能性，在惩罚线性回归中增加了一个惩罚项到方程（2.1），这就迫使在最小化误差平方和惩罚项这两个相互冲突的目标之间找到平衡。作为惩罚线性回归最小绝对收缩和选择算子（Least Absolute Shrinkage and Selection Operator，LASSO）的一个例子，添加了一个被称为 $\ell 1$ 范数（方程（2.6））的惩罚项。惩罚项是系数的绝对值之和，$\ell 1$ 范数提供了变量选择，（计算）结果是使系数稀疏[20]（一些不重要的特征可能系数为零）。

$$Y=f(x)=\beta_0+\sum_{j=1}^{p}(X_j\beta_j)+\lambda\sum_{j=1}^{p}|\beta_j| \qquad (2.6)$$

方程（2.6）　LASSO 惩罚线性回归模型

LASSO 算法计算效率高，计算完整的 LASSO 模型需要的计算顺序与普通最小二乘法相同，但它提供了比 OLS 回归法更高的准确率[21]。在（2.6）式中，λ 是一个超参数。如前所述，数据科学中的许多算法都有超参数。为了找到一个好的超参数值，通常需要测试一系列的值，以获得各种超参数（例如使用穷举网格搜索或随机搜索）。度量（比如误差）和超参数值的散点图，对于识别超参数的潜在良好范围是有用的。图 2.8 显示了 LASSO 模型的超参数的误差。正如在图 2.8 中看到的，λ 值约为 0.01 会导致较低的 RSS。

2.4.5　模型部署

一旦发现（建成）基于成功标准的最佳模型，就必须将最终模型部署到生产环境中，其他应用程序可以使用该模型来驱动实际的决策。值得注意的是，在对模型进行调整之后（在前面的步骤中），在构建最终模型时，所有数据都用于模型的训练。换句话说，为了建立模型和评估模型的性能，整个数据集需要划分为训练集和测试集。在确定了最佳模型之后（通过建立各种模型，评估回归的准确率度量如 R^2 和分类的准确率），整个数据集将用于构建最终模型。

模型可以根据宿主环境（hosting environment）以多种不同的方式进行部署。在大多数情况下，部署一个模型涉及实现数据科学家开发的数据转换和预

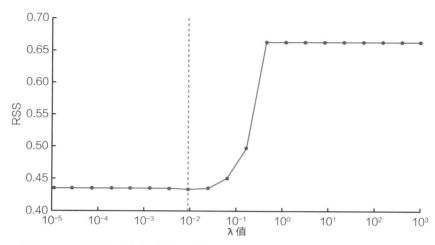

图 2.8　RSS 用于回归问题分析。在该图中，惩罚回归模型（LASSO）被用来估计（预测）生存率，这个生存率预测基于特定类型的脑癌的肿瘤测量值。红点显示超参数测试的值。垂直的蓝色线显示了 RSS 的最小值及其对应的 λ 值

测算法，以便与现有的信息管理系统或决策支持平台集成。

　　对于大型项目，模型部署通常是一个烦琐的过程。开发人员通常负责部署模型，并将数据科学管道转换为生产准备代码。由于开发人员和数据科学家通常使用不同的编程语言、开发环境、编码生命周期和思维方式，因此模型部署很容易出错，也很麻烦。在保证系统的可扩展性、安全性和可靠性等非功能性需求的同时，还需要仔细的测试过程来防止数据科学管道的错误翻译。

　　最近，一些云计算供应商已经将他们的服务扩展到了数据科学。例如，微软的 Azure 机器学习（AzureML）[22-24]通过让数据科学家将他们的最终模型部署为 web services，可以从任何平台上的任何应用程序（包括电脑、智能手机、移动设备和可穿戴设备）上调用这些模型，从而极大地简化了模型部署。图 2.9 总结了 CRISP-DM 过程中的主要步骤和活动。

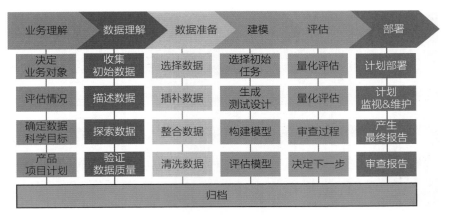

图 2.9　CRISP-DM 步骤和任务

2.5　数据科学工具

在一个数据科学项目中，有大量的编程语言、软件和平台来执行各种任务。基于 2015 年 Oriely 的数据科学调查，Python、R、Microsoft Excel 和结构化查询语言（Structured Query Language，SQL）是数据科学家使用最广泛的工具[25]。除了 R 和 Python，数据科学项目中其他流行的编程语言还有 C#、Java、MATLAB、Perl、Scala 和 VB/VBA。关系数据库是存储、管理和检索数据的最常用系统（使用 SQL 或基于 SQL 的语言，如 T-SQL）。数据科学中最流行的关系数据库是 MySQL、MS SQL Server、PostgreSQL、Oracle 和 SQLite。除关系数据库外，MongoDB、Cassandra、HBase、Redis、Vertica、Neo4j 和 CouchBase 等 NoSQL 系统也被广泛用于存储和处理半结构化或高度相关的数据。图 2.10 显示了数据科学中使用最广泛的一些工具。

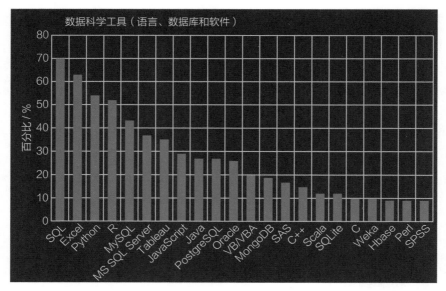

图 2.10　使用最广泛的工具（编程语言、软件和数据存储方案）

2.6　小结

本章简要解释了数据科学及其在医疗保健领域的基础。数据科学在医疗保健中的应用被描述为在回归、分类、聚类、相似性匹配、内容分析、模拟和分析类别中的分析任务。然后，在 CRISP-DM 过程的背景下讨论了数据科学的过程和步骤。之后，在预测分析的背景下，详细阐述了成功标准和模型性能的重要概念，最后简要提到了数据科学工具、环境和软件。许多专家认为，数据科学具有彻底改革医疗保健的潜力。不同来源的大量数据的可用性是这一革命的主要推动力。医疗行业从几代人的临床研究、医院记录、电子健康记录和保险数据等各种来源获得了大量的数据。如今，随着来自传统来源的数据和基因表达、下一代 DNA 序列数据等新的医学数据不断增长，以及社会媒体等其他数据源的不断涌现，医疗保健以前所未有的方式充斥着大量的数据。有了数据科学中的可扩展数据分析方法，就可以利用所有可访问的数据来提出重要的问题，例如什么治疗有效、对谁有效。利用数据科学方法来改善医疗保健系统的机会很广泛：从希望利用自己的技能为监测患者、识别高风险人群、预测疫情建立前沿服务的企业家、数据科学家和研究人员，到正在寻求重组或重建其产品和服务的现有公司和组织（包括健康保险公司，生物技术、制药和医疗设备公司，医院和其他保健提供者）。下一章将就大数据的话题进行详细展开。

参考文献

[1] Abbott, D.: Applied Predictive Analytics: Principles and Techniques for the Professional Data Analyst. Wiley (2014)

[2] Provost, F., Fawcett, T.: Data Science for Business. O' Reilly Media (2013)

[3] Hastie, T., Tibshirani, R., Friedman, J.: The Elements of Statistical Learning. Springer Series in Statistics (2009)

[4] Kelleher, J.D., Namee, B. Mac, D' Arcy, A.: Fundamentals of Machine Learning for Predictive Data Analytics. The MIT Press (2015)

[5] Hersh, W.R.: Healthcare data analytics. In: Hoyt, R., Yoshihashi, A. (eds.) Health Informatics: Practical Guide for Healthcare and Information Technology Professionals, 6th edn, pp. 2629–2630 (2014)

[6] LaValle, S., Lesser, E., Shockley, R., Hopkins, M.S., Kruschwitz, N.: Big data, analytics and the path from insights to value. MIT Sloan. Manag. Rev. 52, 21 (2011)

[7] Gandomi, A., Haider, M.: Beyond the hype: big data concepts, methods, and analytics. Int. J. Inf. Manage. 35, 137–144 (2015)

[8] Vapnik, V.: The nature of statistical learning theory. Springer Science & Business Media (2013)

[9] Gareth, J., Witten, D., Hastie, T., Tibshirani, R.: An Introduction to Statistical Learning. Springer (2014)

[10] Waller, M.A., Fawcett, S.E.: Data science, predictive analytics, and big data: a revolution that will transform supply chain design and management. J. Bus. Logist. 34, 77–84 (2013)

[11] Amirian, P., Van Loggerenberg, F., Lang, T., Varga, M.: Geospatial Big

Data for Finding Useful Insights from Machine Data. In：GISResearch UK 2015
（2015）

[12] Piateski, G., Frawley, W.：Knowledge Discovery in Databases. MIT press
（1991）

[13] Chapman, P., Clinton, J., Kerber, R., Khabaza, T., Reinartz, T., Shearer,
C., Wirth, R.：CRISP-DM 1.0 Step-by-step data mining guide.（2000）

[14] Schutt, R., O'Neil, C.：Doing Data Science. O'Reilly Media（2013）

[15] Amirian, P., Basiri, A., Van Loggerenberg F., Lang, T., Varga, M.：
Geocomputation as a Service：Geospatial Big Data in Healthcare

[16] O'Reilly, T., Steele, J., Loukides, M., Hill, C.：How Data Science Is
Transforming Health Care Solving the Wanamaker Dilemma, pp. 1-29（2012）

[17] Amirian, P., Basiri, A., Van Loggerenberg, F., Moore, T., Lang, T., Varga,
M.：Intersection of Geospatial Big Data, Geocomputation and Cloud Computing. In：
1st ICA European Symposium on Cartography, pp. 72-74（2015）

[18] Fontama, V., Barga, R., Tok, W.H.：Predictive Analytics with Microsoft
Azure Machine Learning, 2nd edn. Apress（2015）

[19] Madsen, L.：Data-Driven Healthcare：How Analytics and BI are
Transforming the Industry. Wiley（2014）

[20] Teppola, P., Taavitsainen, V.-M.：Parsimonious and robust multivariate
calibration with rational function Least Absolute Shrinkage and Selection
Operator and rational function Elastic Net. Anal. Chim. Acta 768, 57-68（2013）

[21] Efron, B., Hastie, T., Johnstone, I., Tibshirani, R.：Least angle
regression. Ann. Stat. 32, 407-499（2004）

[22] Amirian, P., Loggerenberg, F., Lang, T., Thomas, A., Peeling, R.,
Basiri, A., Goodman, S.：Using big data analytics to extract disease
surveillance information from point of care diagnostic machines. Pervasive.
Mob. Comput. ISSN：1574-1192. http://dx.doi.org/10.1016/ j.pmcj.2017.06.013
（2017）

[23] Barnes, J.：Azure Machine Learning Microsoft Azure Essentials. Microsoft
Press（2015）

[24] Mund, S.：Microsoft Azure Machine Learning. Packt Publishing（2015）

[25] King, J., Magoulas, R.：2015 Data Science Salary Survey. O'Reilly（2015）

第 3 章
大数据和大数据技术 ▶▶

Pouria Amirian，Francois van Loggerenberg，Trudie Lang

3.1 什么是大数据？

"大数据"（Big Data）这一术语通常指公司和政府机构收集的关于实体（人和物）、实体之间的相互关联以及实体在物理或虚拟的生活环境中运作而

P. Amirian（✉），F. van Loggerenberg，T. Lang
Centre for Tropical Medicine and Global Health，
University of Oxford，Oxford，UK
e-mail：Pouria.Amirian@os.uk

F. van Loggerenberg
e-mail：francois.vanloggerenberg@psych.ox.ac.uk

T. Lang
e-mail：trudie.lang@ndm.ox.ac.uk

© The Editors and Authors 2017
P. Amirian et al.（eds.），*Big Data in Healthcare*，SpringerBriefs in Pharmaceutical Science & Drug Development，DOI 10.1007/978-3-319-62990-2_3

产生的大量数字信息。不同来源的数据量如此之大，以至于当今世界上90%的数据都是在过去两年中创建的。数据收集、存储、处理、管理、安全、隐私和分析等问题更体现出了上述海量数据的高速、容量、真实性和多样性的特征[1,2]。这意味着大数据不仅仅是海量的数据集，它们还具有容量、高速、真实性和多样性等特征。根据Gartner的定义，大数据代表了信息资产的特点，即体积大、速度快、种类多，需要特定的技术和分析方法才能实现价值转化。大数据是一个专门用于分析、处理和存储大量数据的领域，这些数据通常来自不同的来源。当传统的数据分析、处理和存储技术和技巧不足时，通常需要大数据解决方案和实践。具体来说，大数据解决了不同的需求，例如组合多个不相关的数据集、处理大量非结构化数据以及以时间敏感的方式收集隐藏信息[3]。在本章中，我们将用五个维度来解释大数据。

大数据的第一个维度是数据。如今，数据从多个来源且以多种不同类型进行积累。大数据中的数据维度通常与三个V相关：容量（volume）、多样性（variety）和高速（velocity）。根据生成来源，数据可以分为人为生成的和机器生成的。从结构的角度来看，数据通常被分为结构化或非结构化的，也可以看作是两者的结合，通常被称为半结构化的。每种类型的数据往往需要不同的工具和技术来存储、分析和可视化[4]。3.2节解释了不同类型的数据。

分析是大数据的第二个维度。分析是大数据与数据科学的结合点。与数据科学类似，大数据的分析维度是一个综合学科，融合了计算机科学和数学的各个分支[5]。大数据通过提供可扩展计算环境支持数据科学。

存储是大数据的第三个维度。如今，大量的数据以不同的速度（静态批处理、接近实时、实时）及各种格式（大数据中的数据维度的三个V）产生。传统的关系数据库很难处理大数据的数据维度。幸运的是，已经开发了许多解决方案，提供了大数据存储维度所需的规模、速度和可靠性。大数据的存储维度将在3.3节中描述。

大数据的计算维度是关于能够以分布式方式管理和分析数据的新的计算范式或算法。大数据计算维度中的程序使用大数据技术在大型机群上自动地并行及执行。大数据中的计算范式目前在第一个抽象层次上有所不同，即处理是在批处理模式中进行，还是在实时／接近实时的流数据（不断进入并需要立即处理的数据）中进行。3.3.2 节重点介绍了大数据中几个主要的计算范式。

数据、存储和计算维度的安全和隐私至关重要。特别是在医疗保健领域，通过使用加密技术和细粒度访问控制来保护敏感数据的隐私和保护参与者，对任何数据来说都非常重要[6]。在大数据的情况下，安全和隐私维度需要可扩展和分布式的解决方案，以便不仅确保数据存储的安全，而且能够对数据来源进行高效的审计和调查，并最终实现有效的数据管理。

通过使用新的或改进的工具、技术、算法和范式，大数据技术一直在试图满足每个维度的需求（数据、存储、计算、分析和隐私 – 安全，见图 3.1）。虽然大数据可能是一个新的学科，但它已经发展了很多年。事实上，大型数据集的管理和分析一直是一个长期的问题，大数据中使用的许多算法和范式都是研究者几十年前发现的。更好地利用大数据与更高的生产率相关（正如一些研究所说明的）[7]。

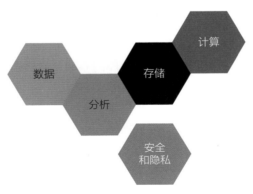

图 3.1　大数据的五个维度

目前在大数据技术中使用的大多数技术和方法在不同的行业中已经使用了很多年，例如分布式文件系统、分布式计算、并行处理和集群计算。实际上，大数据运动开始于企业超级计算的需求。企业超级计算是由互联网公司开发的，这些公司的全球业务需要处理呈指数增长的用户数量及其数字足迹（雅虎、谷歌和 Facebook）。但提到的这些公司需要在不花太多钱的情况下以最快的速度完成大规模的计算[3]。有许多并行计算和分布式计算的范式，这些模型大多数都是使用专有软件和（或）硬件实现的，费用很高。然而，大数据现在已经成为主流，它背后的主要驱动力是开源运动，产生了一些成功的大数据技术。这些大数据技术的主要特点是它们的可负担性。它们可以免费使用，可以轻松地在商用硬件上使用大数据技术。

3.2 大数据的数据维度

近几年，由于传感技术、计算和通信技术的进步，提供了海量数据，为了获得有意义的信息和有价值的见解，人们对存储、管理和分析大量性质不同的数据集的方法和技术越来越感兴趣[8]。使用大数据技术，可以用有效的方式存储、管理和分析大量的数据。

数据集通常具有某些特征，因此考虑使用大数据技术进行管理和分析。2001 年初，道格·莱尼（Doug Laney）发表了一篇文章，描述了电子商务数据的数量、速度和种类对企业数据仓库的影响，最初确定了这些数据的大部分特征[9]。

3.2.1 容量

据估计，有史以来创造的数据有 90% 是在过去两年中产生的。高数据量要求不同的数据存储和处理需求，以及额外的数据准备、数据工程，特别是抽取－加载－转换（Extract-Load-Transform，ETL）过程。生成高数据量的典型数据源主要包括：

（1）科学和研究实验：例如大型强子对撞机（Large Hadron Collider，

LHC)。欧洲核子研究中心（CERN）的大型强子对撞机每年产生大约 15PB 的数据，足以填满 170 万个以上的双层 DVD[10]。

（2）零售和电子商务领域：Amazon.com 每隔几天就会从其 1.52 亿个客户生成和处理 100 万 TB 的数据（基于交易的物理位置）。

（3）传感器：如 GPS、RFID、智能电表和远程信息处理。每架波音 737（双引擎）在飞行过程中每小时产生 40TB 的数据。

（4）社交媒体：如 Facebook、YouTube 和 Twitter；在撰写本章时，每秒有近 8000 条推文（140 个字符）发布在 Twitter 上。

3.2.2 高速

在大数据环境中，数据能够快速产生，因此庞大的数据集可以在很短的时间内积累。高速的数据生成导致了数据收集、摄取、转换、加载和集成过程的高压力[11]。更重要的是，一旦数据进入大数据环境，数据的高速还与处理和分析数据所需的时间有关。应对快速的海量数据，需要高度灵活的、可扩展的和高性能的数据处理解决方案，以及相应的数据摄取和存储能力[12]。

根据数据源，速度可能并不总是很高。例如，MRI 扫描图像的生成就不如用传感器测量或来自高流量网络服务器的日志条目那么快。

3.2.3 多样性

数据多样性是指大数据解决方案需要支持的多种格式和数据类型。在数据集成、转换、处理和存储方面，数据的多样性给数据系统带来了挑战。为了从大型数据集中获得价值，需要从多个来源收集数据。每个数据源可能基于几种不同的格式、结构和表示形式而生成数据。因此，大数据世界中的数据集包括结构化数据和非结构化数据。结构化数据通常存储在关系数据库的表或电子表格中。非结构化数据包含免费的文本数据（例如电子邮件和文档的内容）或二进制数据，如图像、视频和音频。结构化和非结构化数据将在3.2 节中详细解释。

3.2.4　大数据集的其他特性

除最初用于定义大数据中数据维度特征的容量、高速和多样性外，一些软件供应商、专家和研究人员还提出了其他一些特性（Vs），如可变性（variability）、有效性（validity）、真实性（veracity）和可行性（viability）[10, 13-15]。

最初的"3V"旨在定义大数据特有的比例维度和挑战。换句话说，有效性、可变性和真实性是所有数据集的性质，而不是大数据问题或解决方案中数据集的定义性质[16]。也就是说，大多数额外的"V"（特性）更多地关系到数据的使用，而不是数据本身。

虽然最初的"3V"能很好地捕获基本的数据集属性，但它们确实有不足，特别是与实用性相关的方面。正如哈佛大学加里·金（Gary King）教授所言："大数据与数据无关。它是关于分析的。"例如，"可行性"不是一个大数据属性，这是分析人员通过数据分析确定的性质。然而，大数据的最终目标是从数据集中获取最大的价值。所以在本书中，除定义了数据特征的原始"3V"外，价值（value）也被作为大数据的目标（图 3.2）。

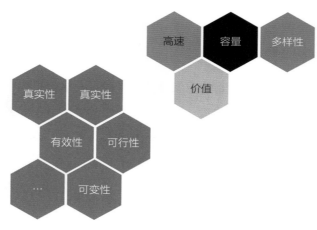

图 3.2　大数据的共同特征

3.3　结构化、非结构化和半结构化数据

　　大数据解决方案中的数据集有两种不同的类型：结构化和非结构化。术语上，结构化数据通常指具有预定长度、格式和架构的数据集。结构化数据的实例包括表格（或从数据库的角度来看的关系）中的数字、日期及被称为字符串或文本的文字组和数字组（例如，患者的姓名、地址、出生日期等等）。在卫生保健设施中，电子健康记录的一部分是结构化的，如人口统计信息。大多数专家认为，这类数据约占现有数据的 20%[17]。结构化数据通常在使用关系数据库（由表及表之间的关系组成）的表格格式或电子表格中存储（图 3.3）。

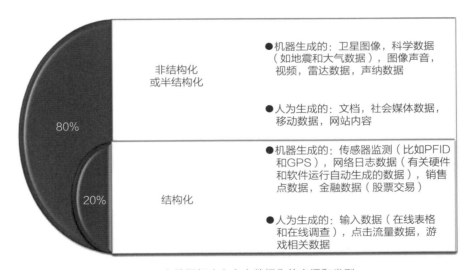

图 3.3　大数据解决方案中数据集的来源和类型

　　非结构化数据是不遵循特定格式的数据，如图像、视频和音频文件。如果 20% 的可用数据是结构化数据，那么其他 80% 是非结构化数据。非结构化数据实际上是存储在各种信息系统中的大部分数据。比如在卫生保健设施中，MRI 扫描和报告扫描等与患者相关的信息是非结构化数据[18]。然而，即使

到现在，除了存储或手动分析报告，技术上并没有真正支持对非结构化数据做很多操作。

结构化和非结构化数据的来源可以划分为两类：机器生成和人为生成。机器生成数据通常是指由各种类型的机器自动生成的数据，无人为干预。而人为生成数据是在与机器和计算机的交互过程中人为产生的。图 3.3 说明了数据的来源和类型。

从图 3.3 中可以看出，一些数据源可能不会在一个单元中生成大量的数据，如社交媒体发布（如一则 140 个字符的推文）或单个传感器检测。然而，如果与数百万其他用户一起提交相同的信息，或者数百万其他传感器一起提交其测量结果，其数据量将是极其庞大的。此外，这些数据的大部分都包含实时的组成部分，这对于理解具有预测结果或采取行动潜力的模式或异常现象很有用。

半结构化数据是介于结构化数据和非结构化数据之间的一种数据。半结构化数据通常是已定义架构中的自由文本数据。换句话说，半结构化数据的内容不一定符合固定的格式（即自由文本），而是存储在自描述的结构中。图 3.4 以半结构化格式说明了特定测试（CD4 测试）的结果。数据的格式是对人类和机器的自描述。但是，操作员注释（operatorNote）元素内部的自由文本是非结构化数据（第 8~10 行）。从上述非结构化数据中提取内容对于机器来说非常困难，需要高级的文本分析方法。

```xml
1   <?xml version="1.0" encoding="utf-8" ?>
2   <tests>
3     <test id="635648005954139236" date="05/05/2016" startTime="12:00">
4       <assayName>PIMA CD4</assayName>
5       <device id="2007B" />
6       <duration>24 minutes</duration>
7       <cd4>5582</cd4>
8       <operatorNotes>It was a very cold day (-15 degree centigrade).
9       Note that this condition is not a operational condition of this type of device,
10      so value of the test is not reliable </operatorNotes>
11    </test>
12  </tests>
```

图 3.4　CD4 即时检测传感器生成的半结构化格式的检测结果

上述文本内容（第 8~10 行）是由设备操作员手动输入的（人为生成数据）。然而，上述记录的其余部分，是由设备自动生成的，没有人为干预（机器生成）。

3.3.1   物联网和机器生成数据

机器生成数据是计算机、进程、应用程序或其他机器在没有人为干预的情况下自动创建的信息。

机器生成数据正在成为主要的数据资源，未来更是如此。据国际数据公司（International Data Corporation，IDC）估算，到 2020 年，物与物联网的规模将比人与人联网的规模高 26 倍。这个网络通常被称为物联网（internet of things）。物联网中的大多数交互是由机器之间的通信（M2M，机器到机器）组成的。机器数据的分析高度依赖可扩展的技术，因为它体积大，速度快。机器数据的例子有即时检测诊断或实验室设备的日志、web 服务器事件日志和来自传感器的遥测数据。下一章介绍了一个现实的案例调研，使用即时检测设备生成的数据，以获得有用的健康相关的启示。

3.3.2   高度关联的数据

高度关联数据是指根据数据项之间的关系来定义总体结构和模式的数据。通常用数学图论（graph theory）来表示高度关联的数据。在图论中，图是建模实体间成对关系的数学结构。在高度关联数据中，重点是实体之间的关系或邻接关系。图形结构使用节点、边和属性来表示和存储高度关联的数据。在许多社交网络应用程序中都可以找到高度关联的数据。在这种情况下，数据的结构允许计算特定的度量标准，例如一个人的影响。还比如，可以使用患者图来识别指示病例。指示病例是表示某个疾病暴发的第一个患者。指示病例则可以指示疾病的来源、可能的传播，以及在暴发期间哪些宿主携带疾病。此外，有了指示病例，就有可能根据与指示病例之间的关系来确定感染高危人群。

高度关联数据的功能和复杂性在于同一节点的多个重叠图形。换句话说，综合各种图（人、疾病、活动和兴趣、食物等）可以揭示数据中更有用和更有意义的模式。

3.4　大数据技术

从技术角度来看，大数据的数据组件存储和分析需要特定的技术。大数据技术中的数据存储和分析与传统数据存储或分析方式具有完全不同的特征。传统上，通过将所有内容移动到具有更大内存、存储空间和更好 CPU 的服务器来增加扩展（垂直扩展）。大多数大数据技术通过向现有集群添加节点，使用水平扩展模型实现无限的存储和计算（水平可扩展性）。该原理使得其扩展的潜力几乎无限。

由于需要存储具有容量、高速和多样性等特征的数据集，因此创建了创新的存储策略和技术，以实现经济的且高度可扩展的存储解决方案。此外，数据分析需要基于数据的分布式和并行处理。数据分布式存储和处理是任何大数据技术的两个高级元素。

简而言之，可以使用大数据技术在多台机器（集群）上完成数据的存储和分析。集群（cluster）是服务器或节点的集合，其通过网络连接在一起作为单个单元工作。集群中的每个节点都有自己的专用资源，例如内存、处理器和硬盘驱动器。大数据技术使用集群来执行复杂的计算任务，方法是将其分成小块并将其执行分配到集群的不同节点上。集群中存储系统的核心是分布式文件系统（distributed file system）。

分布式文件系统类似于普通文件系统，只不过它能同时在多个服务器上运行，用于存储、读取和删除文件，以及授予或撤销上述操作的权限。与普通文件系统相比，分布式文件系统具有以下显著优势：

（1）由于可以使用多个节点进行存储，分布式文件系统存储的文件比任何一台计算机硬盘容量都大。

（2）文件在多台计算机上自动复制（备份），以实现冗余或并行操作，同时向用户隐藏了这样做的复杂性。

（3）系统可轻松扩展，因为它不再受单台机器的内存或存储限制。扩展系统是通过向集群中添加更多节点来完成的。

一旦数据存储在分布式文件系统上，就需要有一个分布式并行处理模型来处理和分析。大数据技术的一个重要方面是，不是数据在程序之间传输，而是程序代码向数据移动。这种分布式计算模型具有很多复杂性，例如进程同步、处理失败的计算作业、跟踪每个作业的状态和结果以及集群中节点之间的通信管理。幸运的是，集群中存储和分析数据的很多复杂工作在大数据技术中都是自动处理的。

Hadoop 是一个用于大规模数据存储和数据处理的开源框架，兼容于商用硬件集群。实际上 Hadoop 框架已成为当代大数据解决方案的行业平台。

3.4.1　Hadoop 的构建块：HDFS 和 MapReduce

Hadoop 由许多技术和组件组成，可实现对大数据领域中数据组件的摄取、存储、检索、处理和分析。Hadoop 的核心是由分布式文件系统（HDFS 或 Hadoop 分布式文件系统）和 MapReduce（分布式计算模型）组成。Hadoop 核心的开发受到了来自 Google、Amazon 和 Microsoft 描述大规模技术的研究论文的启发。其中有两篇讲解 Google 文件系统[18]和 MapReduce[19]的论文对 Hadoop 的实施产生了重大影响。

HDFS 是一个可以通过在主机集群中的扩展来存储大量数据集的文件系统[20]。它具有特定的设计和性能特征；特别是，它针对吞吐量而非延迟进行了优化，并且通过复制而非冗余实现了高可用性。

MapReduce 是一种数据处理范式，它规范了数据如何从其两个阶段（map 和 reduce）输入和输出，然后将其应用于任意大的数据集。MapReduce 与 HDFS 紧密集成，确保只要有可能，MapReduce 任务可直接在保存所需数据的 HDFS 节点上运行。

虽然 MapReduce 是一种相对较新的技术，但它是建立在数学和计算机科学的许多基础工作之上的，特别是那些依赖于计算表达式的方法，这些表达式可应用于一组数据中每个元素。实际上，称为 map 和 reduce 的各个计算步骤直接来自函数编程范式。另一个关键的基本概念是分而治之，其中单个计算任务被分解为多个单独的子任务。当子任务在集群中的不同机器上并行执行时，这种方法变得更加强大。MapReduce 是一种基于这些原则的处理范式；它提供从源数据到结果数据集的一系列转换。在最简单的情况下，输入数据被馈送到 map 函数，并且所得到的临时数据被送到 reduce 函数。开发人员只需要定义数据转换；Hadoop 的 MapReduce 作业管理如何将转换应用于这些跨集群并行的数据。虽然基础理念可能并不新颖，但 Hadoop 的一个主要优势在于它是如何将这些原则整合到一个易于使用且设计良好的平台中。

Hadoop 的另一个优势是，与传统的关系数据库不同，传统的关系数据库要求具有良好定义格式的结构化数据作为输入，而 MapReduce 和 HDFS 可以在半结构化或非结构化数据上运行良好。

3.4.2　使用 MapReduce 进行分布式处理

MapReduce 处理引擎的单个处理过程称为 MapReduce 作业。每个 MapReduce 作业都由一个 map 任务和一个 reduce 任务组成，每个任务由多个阶段组成。假设我们的数据集包含了英国所有城市所有患者的就诊次数，要求计算每个城市就诊人员的平均年龄。使用 MapReduce 术语，需要读取数据（以任何格式）并将其转换为键－值对（key-value pairs），以便由唯一键代表城市，用值代表患者的年龄。在 map 阶段，数据将通过映射器被转换为键－值对列表（图 3.5）。

然后，将所有映射器的键－值对输出列表通过网络复制到运行 reduce 任务的节点。此外，MapReduce 引擎会根据键自动地对键－值进行分组和排序，以便让输出包含所有输入键的已排序列表，并且将相同键的值显示在一起（图 3.6）。

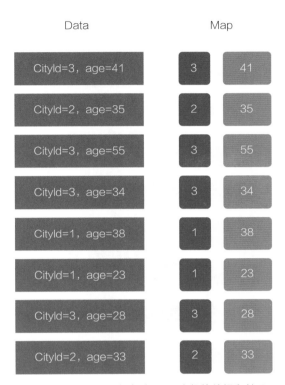

图 3.5　MapReduce 框架中 map 阶段的数据和结果

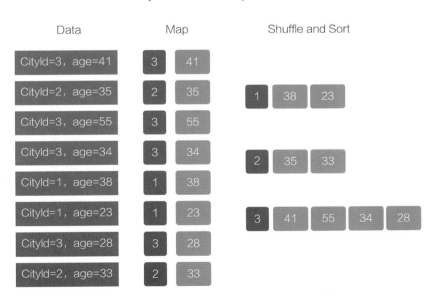

图 3.6　MapReduce 框架中的 shuffle 和 sort 阶段

最后，reducer 机器运行 reduce 函数来计算指定的函数，对于 reducer 接收的每个键 – 值对，处理该键 – 值对中的值列表，并写出另一个键 – 值对。在本示例中，指定的函数是计算平均值（图 3.7）。

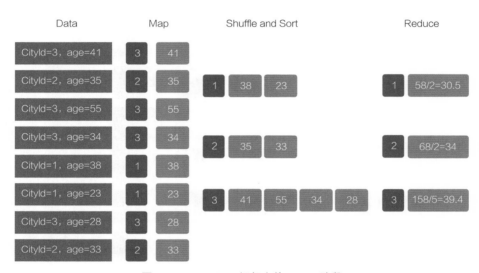

图 3.7　MapReduce 框架中的 reduce 阶段

3.4.3　HDFS 和 MapReduce

在 Hadoop 中使用 MapReduce 框架，开发人员需要专注于使用 map 和 reduce 函数来表达源数据集和结果数据集之间的转换和处理，Hadoop 框架管理作业执行、并行化和协调以及读写数据的所有方面。这是 Hadoop 最重要的方面。在用户定义作业的 map 和 reduce 函数之后，其他一切都成为系统的职责。此外，相同的 MapReduce 作业可以应用于任何规模集群上承载的任何大小的数据集。从用户的角度来看，数据和集群的实际大小是显而易见的，除影响处理作业所花费的时间之外，它们不会改变用户与 Hadoop 交互的方式。

可以在没有 MapReduce 的情况下使用 HDFS，反之亦然，HDFS 可以在没有 MapReduce 的情况下使用，因为它本质上是一个大规模数据存储平台。

虽然 MapReduce 可以从非 HDFS 源读取数据，但其处理性质与 HDFS 非常吻合，因此将两者结合使用是目前最常见的情况[21]。

Hadoop 最常见的部署模型是使用 HDFS 作为存储技术，把 MapReduce 作为同一集群上的处理引擎。该集群中的大多数机器都包含数据和管理数据的 HDFS 组件，还承载可以执行数据处理任务的 MapReduce 组件。集群中的一些机器负责协调并优化数据的存储和执行（它们不包含数据，通常称为 Name 节点）。当向集群提交作业时，Name 节点通过优化将处理指令发送到数据所驻留的机器的过程，以达到尽量减少网络通信量，并最大限度地提高数据处理的性能。

3.4.4　Hadoop 生态系统：第一代

如前所述，MapReduce 和 HDFS 构成了 Hadoop 系统的核心。Hadoop 是在 2005 年用 Java 开发的。自 2005 年以来，Hadoop 已经扩展了多个组件。最初，Hadoop 的用户需要在 Java 中编写 map 和 reduce 函数，以在 MapReduce 中处理大量数据。多年来，Hadoop 中添加了其他几个组件，用来支持其他编程语言和范式（例如 PIG、Hive 和 Sqoop）。除此以外，一些非关系型数据库（NoSQL 系统）使用 HDFS 作为存储系统与 Hadoop 集成[3]。因此，Hadoop 的扩展远远超过了 HDFS 和 MapReduce，它被称为 Hadoop 生态系统（Hadoop ecosystem）。并且，Hadoop 生态系统需要一些可以在 MapReduce 作业之上执行机器学习算法的高级分析引擎（如 Mahout）（图 3.8）。

MapReduce 是第一代 Hadoop 的主要（甚至唯一的）执行引擎。换句话说，在第一代 Hadoop 生态系统中，几乎所有的执行都是使用 MapReduce 组件中的 map 和 reduce 函数完成的。虽然 Hive 和 PIG 等其他组件为 Hadoop 生态系统提供了额外的语言，但是它们的指令只是转换为 map 和 reduce 函数并在 MapReduce 层中执行。

虽然 MapReduce 非常适合长时间运行作业和批量处理数据，但它不擅长交互式查询数据或反复处理数据。因此，它不适用于实时数据处理和预测分析。

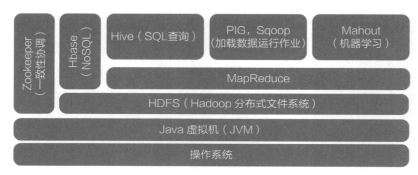

图 3.8　第一代 Hadoop 生态系统

3.4.5　Hadoop 生态系统第二代

Hadoop 2.0 包括第一代 Hadoop 生态系统的所有组件。此外，一个名为 MapReduce 2 的新的 MapReduce，在一个名为 YARN（Yet Another Resource Negotiator）的新系统上实现，该系统是一个用于运行分布式应用程序的通用资源管理系统[4]。换句话说，Hadoop 2.0 解耦了 HDFS、资源管理和 MapReduce 编程，并引入了一个名为 YARN 的资源管理层来处理较低级别的资源。在 Hadoop 2.0 中，MapReduce 不是唯一的执行引擎，因此在 Hadoop 2.0 中，生态系统已经扩展了很多组件，包括管理和处理交互式查询、图形处理、实时数据处理、内存计算、搜索、数据采集、数据科学库和元数据管理组件（图 3.9）。

简而言之，第一代和第二代 Hadoop 之间的主要区别在于，在第二代中，MapReduce、Tez 和 Spark 都是可用的分布式数据处理引擎。如前所述，开源社区的支持是大数据技术的主要推动力之一。在开源大数据技术的背景下，Hadoop 生态系统是所有大数据解决方案的基石。不过，还有一些其他商业大数据技术。下一节简要介绍了其中一个最成功的商业大数据技术。

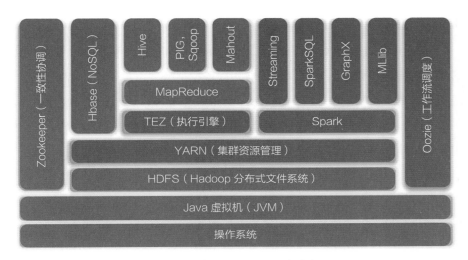

图 3.9　第二代 Hadoop 生态系统

3.5　Splunk：商业大数据技术

Splunk 是一种用于收集、存储、警报、报告和研究机器生成数据的强大技术。尽管大多数现有的大数据技术起源于处理人为生成的数字足迹，Splunk 最初是作为一种处理机器数据的产品来设计的[4]。在大数据环境中，Splunk 有三个主要功能，每个功能可以在机器集群上独立扩展：

（1）数据收集和摄取。可以在批处理模式和实时模式下对静态数据进行收集和摄取。Splunk 可以监视文件的目录，以便在现有数据存储中插入其他数据。此外，动态数据源（如网络端口和 REST API 端点）可用于实时数据收集。并且，Splunk 可以从很多来源（包括关系数据库）读取、插入和更新数据。

（2）数据索引。其中收集的数据被分解为事件，大致相当于表中的行。数据更新时，索引会自动更新。

（3）搜索和分析。使用与 SQL 类似的 Splunk 处理语言，可以检索数据并将其表示为可视化（各种类型的图表）或报告形式。与 SQL 一样，有许多聚合函数来执行简单的计算。

Splunk 不如 Hadoop 生态系统那么全面。例如，它不需要用于大规模机器学习的组件。但是，它可以轻松地与许多数据科学工具（如 R 和 Python）连接。此外，Splunk 的可扩展性允许使用多种编程语言（如 C＃、Python 和 JavaScript）构建几乎任何扩展。更具体地说，可以构建所谓的 Splunk 应用程序来执行高级预测分析。但是，与 Hadoop 生态系统中可用的分布式机器学习方法相比，用于高级分析的 Splunk 应用程序数量有限。

Splunk 的主要优点是其简单性和灵活性。数据源的配置、查询数据、制作可视化和报告以及最终创建实时仪表板都非常容易。Hadoop 生态系统的用户需要对编程语言和执行引擎的细节有深入的了解，而 Splunk 的用户无须深入了解大数据就可以使用数据并理解它。

3.6　大数据管道：Lambda 和 Kappa 架构

大数据的最终目标是从中提取数值。如前所述，大数据中的数据来自多个来源，具有不同的速度以及不同的格式和结构。需要对数据采取一系列步骤，涉及从数据源收集数据，以适合所需分析的形式处理数据（数据整理或数据再处理），并最终将准备好的结果推送到可以使用它们的位置，并提取其值。大数据架构以管道的形式定义了从源到分析客户端的数据流。大数据管道中的主要组件是源、摄取、处理、存储和交付（图 3.10）。

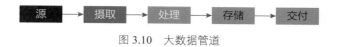

图 3.10　大数据管道

交付组件通常是分析客户端。换句话说，大数据管道的最后一步是与数据科学过程的连接。如前所述，大数据技术支持数据科学，因为它们为数据的存储、管理和分析提供了可扩展的环境。大数据管道的每个组件都可以通过各种工具、技术和软件实现。通常，数据的摄取、处理、存储和交付可以通过批处理模式以及实时模式完成。两种不同的架构可以支持两种不同的大数据管道模式，即 Lambda 和 Kappa 架构。

3.6.1　Lambda 架构

Lambda 架构由内森·马茨（Nathan Marz）提出，他在 Hadoop 生态系统中创建了一个应用广泛的实时数据处理组件[4]。Lambda 架构旨在通过将增量计算限制在数据的一小部分，从而降低实时数据管道的复杂性。

在 Lambda 架构中，数据在管道中流动有两条路径：

（1）需要低延迟的热路径（hot path）。换句话说，数据处理的结果需要在几秒或更短时间内准备就绪。以监测健康状况的敏感设备为例，需要实时地或者接近实时地检测到异常，这时热路径提供了低延迟解决方案。

（2）冷路径（cold path），其中所有数据分批摄取和处理，允许高延迟。在此路径中，数据摄取和处理可能需要几分钟甚至几小时。例如，在计算基于英国某些城市的每种药物的总消费量时，应使用 Lambda 架构的冷路径（图 3.11）。

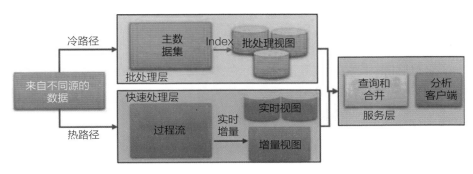

图 3.11　Lambda 架构

Lambda 架构由三层组成：批处理层、快速处理层和服务层。

批处理层（batch layer）摄取并存储主数据集（高延迟摄取和存储组

件），并预先计算该主数据集上的批处理视图（高延迟处理）。这些批处理视图提供了整个数据的高延迟表示。构建批处理视图的计算通常类似单线程的程序编写，也正是因为如此，可以跨集群机器自动并行。这种隐式的并行化使批处理层的计算规模可以扩展到任意大小的数据集。

快速处理层（speed layer）使用实时数据生成实时视图（低延迟摄取和处理）。与批处理层相比，快速处理层可在接收数据时提供数据的实时视图。批处理层和快速处理层之间的主要区别在于，为了实现尽可能低的延迟，快速处理层不会立即查看所有新数据。相反，它会在接收新数据时更新实时视图，而不是像批处理层那样重新计算它们。

服务层（serving layer）查询批处理和实时视图并将它们合并在一起，以批处理和实时处理模式生成数据的完整图像，将它们提供给分析客户端（交付组件）。分析客户端必须从中选择获取最佳特定域结果的路径。它可以选择使用来自热路径的不太准确但最新的结果，或者使用来自冷路径的不太及时但更准确的结果。当冷路径尚未计算出结果而热路径有结果，决定的关键因素与时间窗口有关。从另一个角度来看，热路径仅产生一小段时间的结果，其结果最终将通过更准确的冷路径及时更新。这样做的效果是最小化了"热"路径组件通过参考 azure 分析必须处理的数据量[22]。

3.6.2　Kappa 架构

实现 Lambda 架构很复杂，因为它需要管理两组独立的技术和程序来完成两个类似的任务（例如，没有一个简单有效的解决方案，来保持热路径中进行计算的逻辑与冷路径中进行相同计算的逻辑同步）。杰伊·克雷普斯（Jay Kreps）根据他在 LinkedIn 上的经验提出的 Kappa 架构，简化了 Lambda 架构。Kappa 架构消除了 Lambda 架构中的冷路径，并使所有处理都以近乎实时的流模式（streaming mode）进行。此外，在需要时仍然可以对数据进行重复计算，它实际上是再次通过 Kappa 管道进行流计算。

在 Kappa 架构中，分析客户端仅从快速处理层获取数据，因为所有计算都发生在流数据（事件数据）上。可以将输入事件复制到长期存储，以便在需要时重新计算历史数据（图 3.12）。

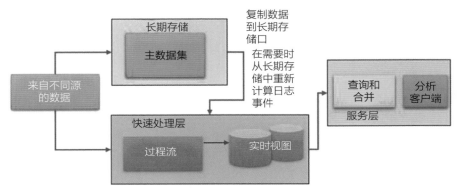

图 3.12　Kappa 架构

3.7　大数据工具和技术

下图显示了大数据最广泛使用的工具和技术。

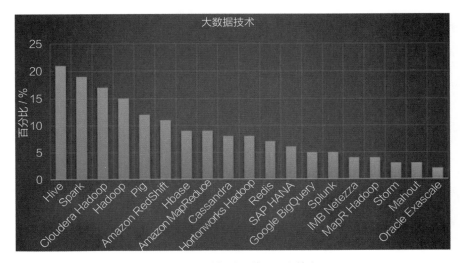

图 3.13　大数据使用的工具和技术

参考文献

［1］Marz, N., Warren, J.: Big Data: Principles and Best Practices of Scalable Realtime Data Systems. Manning Publications Co.（2015）

［2］Lohr, S.: The origins of "Big Data": An etymological detective story. The New York Times

［3］Amirian, P., Loggerenberg, F., Lang, T., Thomas, A., Peeling, R., Basiri, A., Goodman, S.: Using big data analytics to extract disease surveillance information from point of care diagnostic machines, Pervasive and Mobile Computing, 2017, ISSN 1574-1192, http://dx.doi. org/10.1016/ j.pmcj.2017.06.013.（2017）

［4］Sumbaly, R., Kreps, J., Shah, S.: The big data ecosystem at LinkedIn. In: Proceedings of the 2013 ACM SIGMOD International Conference on Management of Data, pp. 1125-1134. ACM, New York, NY, USA（2013）

［5］Waller, M.A., Fawcett, S.E.: Data science, predictive analytics, and big data: a revolution that will transform supply chain design and management. J. Bus. Logist. 34, 77-84（2013）

［6］Madsen, L.: Data-Driven Healthcare: How Analytics and BI are Transforming the Industry. Wiley（2014）

［7］Provost, F., Fawcett, T.: Data Science for Business. O' Reilly Media （2013）

［8］Amirian, P., Basiri, A., Van Loggerenberg, F., Moore, T., Lang, T., Varga, M.: Intersection of geospatial big data, geocomputation and cloud computing. In: 1st ICA European Symposium on Cartography, pp. 72-74 （2015）

［9］Laney, D.: 3D data management: controlling data volume, velocity, and variety.（2001）

［10］Hassanien, A.-E., Azar, A.T., Snasel, V., Kacprzyk, J., Abawajy, J.H.: Big Data in Complex Systems: Challenges and Opportunities. Springer （2015）

［11］Amirian, P., Van Loggerenberg, F., Lang, T., Varga, M.: Geospatial Big Data for Finding Useful Insights from Machine Data. In: GISResearch UK 2015（2015）

［12］ Ellis，B.：Real-time Analytics：Techniques to Analyze and Visualize Streaming Data.（2014）

［13］ Hitzler，P.，Janowicz，K.：Linked Data，Big Data，and the 4th Paradigm. Semant. Web 4，233-235（2013）

［14］ Wamba，S.F.，Akter，S.，Edwards，A.，Chopin，G.，Gnanzou，D.：How "big data" can make big impact：findings from a systematic review and a longitudinal case study. Int. J. Prod. Econ. 165，234-246（2015）

［15］ Caldarola，E.G.，Picariello，A.，Castelluccia，D.：Modern enterprises in the bubble：why big data matters. ACM SIGSOFT Softw. Eng. Notes 40，1-4（2015）

［16］ Laney，D.：Batman on Big Data，http://blogs.gartner.com/doug-laney/batman-on-big-data/

［17］ Amirian，P.，Basiri，A.，Winstanley，A.：Efficient online sharing of geospatial big data using NoSQL XML databases. In：2013 4th International Conference on Computing for Geospatial Research and Application（COM. Geo），pp. 152-159（2013）

［18］ Ghemawat，S.，Gobioff，H.，Leung，S.T.：The Google file system. In：ACM SIGOPS Operating Systems Review，vol. 37，no. 5，pp. 29-43. ACM（2003，October）

［19］ Dean，J.，Ghemawat，S.：MapReduce：simplified data processing on large clusters. Commun. ACM 51（1），107-113（2008）

［20］ White，T.：Hadoop：The Definitive Guide. O'Reilly Media，Inc.（2012）

［21］ Erl，T.，Khattak，W.，Buhler，P.：Big Data Fundamentals：Concepts，Drivers & Techniques. Prentice Hall Press（2016）

［22］ Ramakrishnan，R.，Sridharan，B.，Douceur，J.R.，Kasturi，P.，Krishnamachari-Sampath，B.，Krishnamoorthy，K.，Sharman，N.：Azure Data Lake Store：A Hyperscale Distributed File Service for Big Data Analytics. In：Proceedings of the 2017 ACM International Conference on Management of Data，pp. 51-63. ACM（2017，May）

第4章

◂◂ 提取疾病监测信息的大数据分析：
尚未被挖掘的机会

Pouria Amirian，Trudie Lang，Francois van Loggerenberg，
Arthur Thomas，Rosanna Peeling

4.1 导言

即时检测（Point of Care，POC）设备是对抗传染病和其他急慢性疾病

P. Amirian（✉）· T. Lang · F. van Loggerenberg
The Global Health Network，University of Oxford，Oxford，UK
e-mail：Pouria.Amirian@os.uk

T. Lang
e-mail：trudie.lang@ndm.ox.ac.uk

F. van Loggerenberg
e-mail：francois.vanloggerenberg@psych.ox.ac.uk

P. Amirian
The Ordnance Survey of Great Britain，Southampton，UK

A. Thomas
The Oxford Internet Institute，University of Oxford，Oxford，UK

R. Peeling
London School of Hygiene and Tropical Medicine，London，UK

© The Editors and Authors 2017
P. Amirian et al.（eds.），*Big Data in Healthcare*，SpringerBriefs in Pharmaceutical
Science & Drug Development，DOI 10.1007/978-3-319-62990-2_4

的重要工具。POC 测试通常比传统的实验室测试速度更快，并且需要更少的设备[1-3]。将测试结果数据（由 POC 生成）与患者统计数据相结合，形成一个综合的数据集，在个人层面和人群层面上，可以利用该数据集进行数据分析，有效地提取多种疾病的细粒度监测信息。然而，对于众多的政治、社会、隐私、技术和安全问题，特别是在低收入和中等收入国家[4]，将个人层面的人口统计耦合起来是非常困难的（如果可能的话），并且除各级的法律和道德认可之外，还需要 IT 基础设施[5, 6]。如果人口统计数据与测试结果脱离，则无法从测试结果推断出个人层面或人群层面上的信息。

本章公布了一种新的方法，只使用 POC 生成数据来提取人群层面有用的启示。仅使用由 POC 设备生成的数据（包括测试持续时间、设备位置、错误和警告以及质量控制参数等在测试期间的测试结果和机器生成的数据），就有可能在不使用敏感数据的情况下获得人群层面的监测信息。本章主要研究的是仅基于 POC 生成数据的一种新类型知识提取方法，例如仅使用支持物联网的 POC 设备生成的机器数据。除了这个主要研究，我们还解释了一个相当复杂的架构，用于实现支持这个主要研究的大数据解决方案。本章描述的解决方案能够存储、处理和分析（比如流数据中的实时异常检测）大量的数据。此外，如本章所述，该解决方案还可以为外部的分析客户端提供存储数据，以便使用可视化分析、空间分析和高级分析来进行知识提取。

POC 生成数据永远不会被识别，这是这类知识提取的一个要素，也因此保护了个人的权利和匿名性，同时仍然允许获得重要的人群层面证据。通过使用这一新方法，整合来自不同 POC 设备（生成不同的数据结构和编码格式数据的各种设备）的数据集明显没有现有方法那么复杂和耗时。此外，本研究中提出的方法支持高效和及时决策过程，利用该方法可以实现实时数据采集和实时分析。

例如，本章提到的执行系统能够实时自动检测异常（不需要人工干预），能够利用警报和触发器采取适当的行动（通知负责人员和 / 或当局），以便及时干预。本章揭示了在医疗保健领域使用大数据分析的潜力，可以从高价值但未开发的 POC 生成数据中获得有用的信息。此外，为了自动生成和存储数据，大数据分析系统解决方案中使用可接入物联网的医疗设备。正如本章所说明的，所实施的解决方案具有实际应用，可从机器（POC）生成的诊断和实验室数据中提取人群层面有价值且有用的信息。本章的组织如下。4.2 节解释了 POC 设备的重要性。然后在 4.3 节讨论了 POC 的技术要求。4.4 节说明了 POC 设备生成的数据，然后介绍了 POC 生成的数据在现实中的可访问性问题。建议的解决方案，包括常见数据结构和数据分析将在 4.5 节中解释。该解决方案的大数据体系结构，其实现细节以及与现有方法相比的优势，分别在 4.6 和 4.7 节中进行了描述。4.8 节说明了系统的描述性、诊断性、预测性和处方式分析的一些实际结果；最后，4.9 节讨论该研究项目的未来发展方向。

4.2 POC 的重要性

POC 诊断检测在对抗传染病以及其他急慢性疾病中起着非常重要的作用。POC 检测通常比传统的实验室检测速度更快，而且设备更少，因此可以将医疗服务扩大到社区，减少失访患者的数量，或者减少治疗开始过晚的人数[7-9]。POC 诊断检测的这一特性对于艾滋病、结核病和疟疾等高负担性传染病非常有价值，早期诊断和治疗也可能意味着生与死的区别[10, 11]。大多数研究得出的结论是，POC 设备是传统实验室设备的合适替代品[7]。

准确和及时地诊断一直是应对传染病的一个关键方面，特别是防止进一步传播的措施。在最近的埃博拉疫情中，将感染埃博拉病毒的人与没有埃博拉病毒的人区分开的过程，对患者构成了巨大的危险。在疫情最严重的时期，实验室和监测专业人员不堪重负，这往往导致长时间的等待，使患者极度焦虑[12]。即使在采集样本之后，也必须将其运到有能力进行复杂和耗时的测试的实验室。就埃博拉病毒而言，从样本采集到收到检测结果的时间平均超过六天[13]。这些延误使患者面临难以忍受的等待，更重要的是，使未受感染的人面临感染的危险[14]，同时增加失访患者人数，或增加延迟治疗的人数[7]。

在这种情况下，使用 POC 检测可能意味着可以在患者所在的地方进行测试[15-18]。换句话说，POC 设备可以有效地减少患者到达诊所和确诊之间的时间延迟。此外，有时可以使用便携式（移动）POC 设备，因此不需要运输样品，更重要的是，可以在离社区较近的地方对患者进行检测。这一点非常重要，因为大多数人口（尤其是在中低收入国家的农村地区）只有在能够获得医疗保健服务时才能进行检测[1, 15]。POC（尤其是便携式设备）的可用性可以扩展到传统实验室之外的医疗服务范围。

4.3　POC 的技术要求

WHO 定义的理想的 POC 需要具有可负担（Affordability）、灵敏（Sensitivity）、特异（Specificity）、用户友好（User-friendliness）、快速结果（Rapid results）、无需设备（Equipment-free）和可移动（Delivered）特性，简称 ASSURED 特性。在此基础上，一个理想的 POC 将以一种方便、及时的方式为患者提供检测。根据 WHO 的愿景，理想的 POC 工作几乎不需要技术培训或管理或解释。实际上，只有很少的 POC 诊断符合 ASSURED 的所有标准。[2, 12, 19]

一些 POC 检测中的可疑结果（如 MTB 阳性或 CD4 小于 200）需要通过常规的实验室检测进行校正。此外，一些 POC 平台设计用于特定的实验室设施，需要几个小时才能运行。换言之，它们很难满足快速的特性。然而，在某些情况下，即使是上述装置，对某些严重疾病（特别是耐药结核）的快速、准确诊断的可行性也引发了革命性的变化[20]。一些 POC 诊断，包括 HIV 和 CD4 快速检测，很容易获得，并且高度便携。总体统计数据显示，2013 年，5800 万人接受了艾滋病毒快速检测[21]。

▶▶ 大数据医疗：从即时检测设备进行解析

从技术角度来看，虽然 POC 设备非常有效，但它们的全部潜力局限于它们的连接特性和使用它们的环境。为了扩大 POC 设备的用途，需要解决两个重要的技术挑战：设备的连接和机器生成数据的分析。

设备的连接意味着 POC 设备需要连接到通信基础设施（有线或无线网络），以便将数据上传到地方级（城市、地区）和国家级的数据库。连接性使控制程序能够监控检测和检测的质量，并优化供应链管理，从而提高医疗系统的效率并改善疗效[19]。

大多数医院和诊所依赖外部或内部实验室获得检测结果。换句话说，实验室有 POC 设备，从诊所或医院收到样本后，在实验室进行检测。在大多数中低收入国家，没有足够的数字网络基础设施将检测结果发送回诊所和医院。换言之，必须有一种自动机制，将检测结果数据自动发回诊所和医院，以便将检测结果与患者数据（地方级连接）一起记录下来。此外，卫生部（Ministry of Health，MOH）或其他有关的国家级权力机构应组建一个中央数据库，并将各种保健设施中的所有数据库整合起来（国家级连接）。在这方面，POC 设备需要能够自动连接到可靠、安全的通信网络，或者必须有一个统一的常规流程来记录结果，并由有资质的人员发送结果。

然而，从历史上看，大多数 POC 设备不具备连接任何通信网络的能力，因为设备联网在设计时间（或生产时间）上并不被认为是一个优先事项。在这种情况下，通常 POC 设备的操作员需要手动记录 / 复制粘贴结果，然后直接或间接将其发送到卫生部（通过邮件、电子邮件或互联网等）。人工操作过程很容易出错，结果增加了周转时间（在地方级）。这一问题也减慢了对国家级数据的分析，因为国家级数据是由所有实验室整合而成的。当使用便携式 POC 设备时，这个问题变得更严重。POC 诊断检测越接近患者，整合数据就越困难，因此国家机构（如卫生部）需要在全国范围内分析健康结果[7, 22]。此外，许多实验室都是私有的，它们只是把数据送回医院和诊所。换句话说，它们不向卫生部发送数据。这是国家级数据库的另一个问题。

如果实现了 POC 设备的可靠连接，就可以大大缩短实验室向诊所以及国家机构（如卫生部）传递检测结果的时间，消除人为错误，并可以建立包含所有历史检测结果的中央数据库（在地方级和国家级），并可在不用等待数据传输的情况下作出决定（图 4.1）。

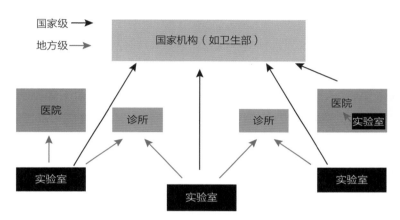

图 4.1 在地方级和国家级上检测结果的理想流转

在物联网领域，一些公司一直在努力应对加强连通性的挑战，鼓励人们采用它们的诊断，以获得更大的市场份额。最近，在许多情况下，POC 设备的数据连接功能已经从"最好有"转变为"必须有"。一些 POC 设备制造商使用内置调制解调器来发送数据。其他一些公司使用外部调制解调器将设备连接到移动通信网络。一些公司使用上述方法将数据发送到中央云数据库。与传统的现场存储方法相比，使用云存储具有许多技术和成本上的优势。提供数据连接通常是设备制造商的责任。然而，提供通信基础设施是客户的责任。技术推动和需求拉动表明，不久的将来所有 POC 设备都将具有数据连接特性。然而，通信基础设施的问题仍然存在，特别是在中低收入国家。

第二个问题是数据分析，它高度依赖于第一个问题。POC 设备的主要目的是生成关于检测结果的数据。检测结果数据项与患者人口统计数据相结合，可用于提取细粒度的监测信息。换言之，将人口统计数据与检测结果结合的数据集，可用于获取个体层面和人群层面的患者健康图像。这种图像构成了医疗保健服务的渗透性和有效性的基础，因此也是医疗保健领域政策效率的基础。此外，通过将上述数据集与位置数据、移动模式（人类、动物和传播疾病的气流）结合起来，可以提取疾病流行的趋势并用于预测，这对决策制定非常有价值。

总之，需要数据（通过可靠连接提供的）和数据分析支持数据驱动的决策制定，后者是监测和管理疾病以及在疾病暴发时减轻影响的关键程序。

为了满足设备连通性的要求，国家和国际机构需要制定一些规章，设备制造商需要执行一些技术规范／标准，更重要的是，所有卫生保健设施都需要部署合适的网络基础设施。根据以上要求，每个国家都有提供网络基础设施的责任。在中低收入国家，提供网络基础设施是一个严峻的问题。本文提出的解决方案说明了利用各种连接方法实现能接入物联网的 POC，以便在没有地方级和／或国家级连接方案时解决连接问题。

在处理数据分析时，应利用尖端大数据技术管理和分析批量（历史数据分析）和实时的海量数据。上述技术需要一个具有可伸缩性、可靠性、高性能和容错性（所谓的非功能性需求）的体系结构。使用大数据技术的架构的实施，为大规模管理和分析来自多个来源的数据提供了分析基础架构。在这种情况下，POC 设备可以被视为一个数据源。然而，访问数据是一项重大的非技术性的挑战。本文提出的解决方案说明了如何利用最先进的大数据体系架构提供分析基础架构，从而充分利用可访问的数据。

4.4　由 POC 生成的数据和可访问性问题

将检测结果数据（由 POC 生成）与患者人口统计数据相结合，形成"综合的"数据集。通过个人层面和人群层面的数据分析，可以从综合数据集有效地提取许多疾病的细粒度监测信息。从技术角度来看，为了使用任意一种数据分析程序，数据集需要是可用的、有用的和可访问的。综合数据集对于提取监测信息非常有用，但它们只是部分可用的，且遗憾的是在大多数情况下不可用。

特别是大多数情况下，综合数据集可以从多个来源收集。多数情况下数据是以数字格式存储的，因此可以创建数据集的数字存储库（可用性）。如前一节所述，最终所有 POC 设备将具有数据连接功能，地方级和国家级的连接也将在不久的将来到位，如果网络基础设施准备就绪，即使在中低收入国家也是如此。

然而，上述数据集的可访问性存在一些严重问题。综合数据集是高度敏感且有与隐私相关的问题。由于各种政治、社会、隐私和安全问题，获取个人数据非常困难（即使不是不可能）。如果人口统计数据与测试结果脱离，则无法从测试结果中推断出个人层面和人群层面的信息。换言之，在没有患者人口统计数据的情况下，测试结果会失去其关联性，其使用仅限于几乎没有价值的汇总统计（例如计数、平均值、最小值和最大值）。综合数据集的可访问性问题，是提取个人层面和人群层面监测信息面临的最大障碍。不幸的是，造成可访问性问题的主要原因并不是技术性的，并且在大多数国家，对这一问题没有可行的解决办法。

4.5　建议的解决方案

POC 设备基本上都是传感器，每个传感器可以在其要开展的测量过程中生成大量数据。利用这样的 POC 设备，在检测过程中，设备会生成大量数据，这些数据可用于关联前后的检测结果[23]。在这种情况下，不可能提取个人层面的监控信息。换句话说，由于检测结果总是包含标识符（检测标识符），因此理论上可以将检测结果与人口统计数据（使用患者标识符）进行关联，以编制综合数据集，甚至可以从 POC 部署站点编制。然而实际上，由于人口统计数据的可访问性问题（由于其敏感性和潜在的患者识别风险），几乎不可能将检测结果与人口统计数据联系起来以生成综合数据集（特别是在中低收入国家）。

缺乏对综合数据集的访问权限是提取更进一层信息的主要问题，特别是在个人层面。POC 生成的数据缺乏患者识别数据。然而，由于这种方式有助于在各种医疗卫生机构通过伦理审查，因此患者识别度的缺乏可被视为人群层面的优势。换句话说，虽然这是提取个人层面信息的主要问题，但 POC 生成的数据仍然可用于提取人群层面的有益的信息。

由于不需要参与处理高度敏感数据（患者相关的人口统计数据），因此可以高效、快速地提取人群层面的信息，而且大多数情况下不需要不同层级的多个伦理委员会审批。这种方法是本文所述研究的一个新特点，并且据作者所知，其他研究项目都没有这种特征。仅使用由 POC 设备生成的数据（包括检测结果和机器生成数据，如检测持续时间、设备位置、错误和警告以及质量控制参数），可以在不使用敏感数据的情况下获取人群层面的监控信息。换句话说，本文的解决方案的贡献是提出了一种新型知识提取方式，即基于 POC 机器生成的数据进行大数据分析。这种新型知识提取方式非常重要的一点是，POC 机器生成的数据永远是不可识别的，从而保护个人的权利和匿名性，同时仍然允许获得重要的人群层面信息。

为了实施所建议的解决方案，需要使用通用数据结构来管理和处理来自各种设备的数据。此外，解决方案需要能够执行某些类型的分析，并且能够针对未来的分析需求进行扩展。通用数据结构和数据分析影响了所建议解决方案的系统设计和实施。以下小节更详细地解释了通用的数据结构和数据分析。

4.5.1　建议解决方案的通用数据结构

POC 机器生成的数据由一大组数据项构成，其中包括检测过程中设备的状态和情况、检测结果，以及检测过程中的自动质量控制程序结果。每种类型的设备生成不同的结构、编码和格式的数据。在这种情况下，这种 POC 机器生成数据的存储、管理和分析需要一个通用的数据结构。

在这项研究中，为 POC 生成数据设计了一个通用数据结构。通用数据结构提供了将各种 POC 设备的不同数据结构和格式映射到单一语义模型的独特模型。

下图显示了 JSON 格式的单个数据记录，来自 CD4 T 细胞计数（HIV 免疫学检测）的 POC 诊断设备。在这个数据结构中，记录了关于检测时间、辅助 T 细胞数量、质量控制测试、试剂盒、设备、设备位置和操作员的信息（图 4.2）。

```
1 ▼ {
2 ▼       "test": {
3             "id": "198033",
4             "startTime": "12:00 01/05/2014",
5             "endTime": "12:35 01/05/2014",
6             "t-helper": "560",
7 ▼          "QC": {
8                 "barcode": "passed",
9                 "expiry": "passed",
10                "Volume": "passed",
11                "reagent": "passed"
12            },
13 ▼         "Assay": {
14                "id": "2",
15                "assayInfo": " PIMA CD4 "
16            },
17            "Cartridge": { "-serialNo": "514231" },
18 ▼         "Device": { "-serialNo": "PIMA-A-0037552 ,
19             "position": {"lat":-23.6615, "long":22.7966}},
20            "Operator": { "-id": "3198" },
21            "software": { "-version": "2.1.9" },
22 ▼         "Errors": {
23
24            }
25        }
26 }
```

图 4.2　单个数据记录的分层数据结构

4.5.2　建议解决方案中的数据分析

一般来说，有四类分析：描述性的、诊断性的、预测性的和指令性的[24-26]。

描述性分析用于解释假定情况下发生的事情。这类分析可用于回答一些问题，如每天、每周、每月或实时完成了多少次检测，某个 POC 设备在工作日运行多少次检测，出现了多少种类型的错误，最主要的错误类型是什么，某些 POC 设备的检测结果的趋势如何。

诊断性分析有助于理解某些事情发生的原因以及关键驱动力。国家卫生机构可以使用这种类型的分析来回答一些问题，如为什么某种类型的 POC 错误正在增加，或者为什么某特定设备不能满负荷工作，以及为什么所有显示 CD4 小于 200 的检测结果都是来自特定设备。

预测性分析有助于根据当前和过去的情况（历史数据）预测未来。一般用于预测不确定结果的可能性。例如，它可以帮助回答以下问题：未来两个月内将完成多少检测（用于防止缺货）；需要多少个试剂盒；如果一些 CD4 小于 200 的患者增加，需要何种资源及其数量。

指令性分析将提出最佳行动方案，以优化结果。通常，指令性分析将预测模型与领域特定规则相结合。例如，指令性分析可以根据现有的 POC 设备、POC 设备的容量、人口和 POC 设备之间的空间连接性（道路网络），提出部署一个移动 POC 设备的最佳位置。

从分析角度来看，用于分析 POC 生成数据的系统需要特定的考虑和解决方案才能实现所有四种类型的分析。通常，系统需要能够以两种不同的模式管理和分析数据：批处理模式和实时模式。本文基于大数据系统架构中的最佳实践，设计了一个 POC 生成数据的管理和分析架构，并通过几个大数据技术的结合实现了该架构。

4.6 建议解决方案的大数据架构

大数据被定义为大容量、高速性和 / 或多样性的信息资产，需要新的处理形式来增强决策制定、深入发现和过程优化[26, 27]。该定义不仅侧重于数据的特征，而且还需关注处理数据的方式[28]。事实上，数据规模、不同来源数据整合的灵活性以及分布式存储和实时数据的处理是大数据分析技术的主要驱动力[28, 29]。

　　管理和分析 POC 生成的数据需要特定的考虑和方案。通常，系统需要能够管理不同的表单并以两种不同的模式分析大量的数据：批处理模式和实时模式。在很多情况下，为了分析数据，需要访问所有 POC 设备的完整历史数据集。对全部数据的分析总是需要很长时间。在这种情况下，数据处理需要在批处理模式下完成。例如，为了执行统计测试、预测分析和生成关键报告，需要在批处理模式下完成数据分析。另外，为了向地理信息系统（GIS）等其他系统提供数据以进行空间分析或基于位置的建模，数据需要以批处理模式提供。与需要访问所有历史数据的批处理模式相比，对于异常监测和事件监测等应用程序，只需要最新的数据（或更准确地说是最新一个实时数据的时间窗即可）（图 4.3）。

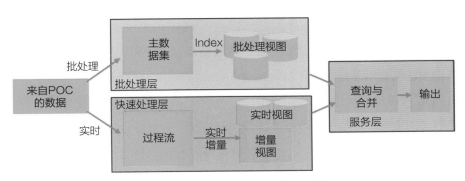

图 4.3　建议解决方案的大数据架构

　　上述系统架构是基于 Lambda 架构的扩展，该架构已被视为实施大数据系统架构的最佳实例。Lambda 架构是基于分布式系统的概念的、通用的、可扩展的、容错的数据处理架构[30, 31]。Lambda 系统架构提供了一种横向扩展的系统架构模型，并且具有长期批处理以及实时数据分析的能力。Lambda 系统架构由三层组成：批处理层、快速处理层和服务层。来自各种 POC 的数据通过两条路径被获取到架构中：批处理层和快速处理层。

批处理层以原始格式存储来自各种 POC 的所有数据（主数据集）。该层执行仅追加数据（append-only data）的存储，这意味着已有数据不会被新数据覆盖。基于最常见的分析类型，批处理层会预先计算该主数据集的批处理视图。这些批处理视图提供了整个数据的高延迟表示。用于构建批处理视图的计算通常是像单线程程序一样编写，因此可以在集群机器上自动并行化处理。这种隐式的并行化使得批处理层计算可以扩展到几乎任何大小的数据集。

摄取到批处理层的数据也会暂时插入快速处理层。然后，在特定时间段之后（基于可用资源配置），新数据覆盖已有数据，这意味着最新数据存储在快速处理层中。快速处理层使用实时数据生成实时视图。与批处理层相反，快速处理层提供数据收到时的实时视图。批处理层和快速处理层之间的主要区别在于，为了实现尽可能低的延迟，快速处理层不会一次查看所有新数据。相反，它会在接收新数据时更新实时视图，而不是像批处理层那样重新计算它们。

服务层查询批处理和实时视图，并将它们合并在一起，以批处理和实时处理模式生成完整的数据图像。

为了实施建议的解决方案，每个 POC 设备都需要将完整生成的数据作为消息发送到云端基础架构（Microsoft Azure）。正如前面提到的，许多类型的 POC 设备没有设计这种功能。因此，为了提供连接性，我们使用了以下几种不同的方法。在第一种方法中，我们开发了一种能够读取设备底层细节的软件（使用 C # 编程语言）。然后，软件可以在区域移动通信网络（以短信形式）的帮助下，使用 USB 调制解调器和预付费 SIM 卡将（消息）数据发送到云端平台。我们在 65% 的设备中使用了这种方法。对于剩余的 35% 的设备，我们使用了 POC 设备的网络端口（第二种方法）。网络端口通常用于将检测结果发送到中央计算机（集线器）进行打印，或将报告发送到诊所或医院。我们开发了一款软件（使用 C # 语言），通过启用互联网连接将数据发送到云端。对于大多数站点，互联网是可用的但不可靠（可能从互联网断开）。为确保数据能成功（可靠性）被接收到云端，我们实施了一个消息队列系统

（message queuing system）。在消息队列系统中，如果互联网连接不可用，检测结果将作为消息进行临时存储，直至互联网连接可使用。然后系统将这些消息逐个（以先进先出的方式）发送到云端。在云端，我们实现了一个获取消息并向消息队列系统发送确认代码的服务。一旦消息队列系统获得确认代码，它就会从消息队列中移除（删除）该消息，因为该消息被接收到云。由于在许多站点，互联网只能在几个小时内可用，所以这种发送消息的方式是一种有效的功能。因此，消息队列系统尽可能多地存储消息（基于中央计算机硬盘上的空间），当互联网连接可用时，它开始以可靠的方式一个一个地发送消息。

在云端，上述大数据架构是在 Microsoft Azure 云计算平台内的 HDInsight 服务中使用一系列大数据技术实现的（图 4.4）。数据摄取是在系

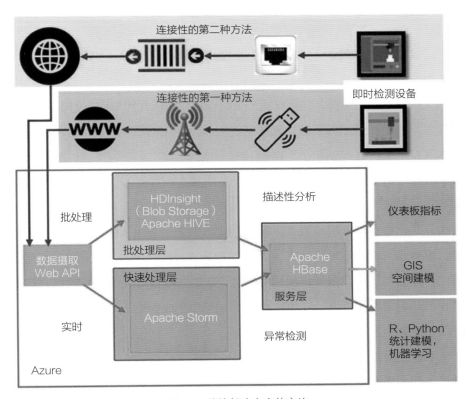

图 4.4　建议解决方案的实施

统中使用 Web API 层完成的。然后，对于批处理层，使用 HDInsight 存储
服务来存储数据（使用 Azure blob 存储），并使用 Apache Hive 创建批处理
视图。Apache Storm 用于生成实时视图，而对于服务层，则使用 Apache
HBase。最后，对于最终用户，使用 ASP.NET 和 PowerBI 创建了用于不同
批处理和实时指标的仪表板。除仪表板之外，系统中的所有数据都可供 R（用
于执行统计分析）、Python（用于执行机器学习）和 ArcGIS（用于执行空间
分析）等外部分析客户端访问。在 4.8 节，主要讲了仪表板、用于异常检测的
机器学习模型和空间分析。

4.7　实施系统的益处

　　建议的解决方案提供了仅使用 POC 生成的数据（无法识别的数据）执行
所有类型分析（描述性、诊断性、预测性和指令性）的功能，以实现在人群
层面上提取有用的见解，并且找到有关设备和检测的性能和状态的有用信息。
据作者所知，到目前为止，尚无任何医疗保健相关组织（任何级别）使用类
似本文章中提出的方法去处理 POC 机器生成的数据。另一方面，POC 机器生
成的数据有时被设备制造商用于监测设备的状态和性能。但是，POC 生成的
数据很少用于更有用的应用，如供应链管理、规划所需设备和消耗品，更重
要的是优化设备的使用。总之，POC 生成的数据通常用于商业目的。遗憾的
是，没有任何意图要利用 POC 生成的数据来支持医疗研究活动，如发现疾病
模式、提取知识和获得可行的见解。这些数据对于提取关于疾病或医疗保健
过程的知识非常有价值。在这种情况下，POC 生成的数据也可用于研究以及
提供更好的商业服务。

　　本研究提出的解决方案是可与其他系统相互使用的，这意味着可以很容
易地将数据提供给其他系统，以便在数据科学和分析环境（如 R 和 Python）
中进行进一步分析，以及用于像 GIS 软件等进行空间分析。利用本文提出的

解决方案及其实施方法，可以实现对大部分 POC 生成数据以实时和批处理模式执行不同类型的分析。

对于客户（实验室、诊所、医院以及国家主管部门），所实施的系统可用于改善内部工作流程（如监测实验室设施和设备操作员的工作情况），消除检测结果可视化的延迟，提供所有地点（医院、诊所、流动诊所和服务中心）质量控制的可视性，防止缺货（例如试剂盒）以及进一步开展与健康相关的数据分析。所有提及的功能都是在云中开发的，因此不需要建立数据中心。云环境的好处在于，云服务提供商负责系统功能维护。

对于 POC 设备制造商来说，实施的系统可用于从质量控制角度、供应链管理、预测性（或预防性）维护监控设备的性能，以便为客户提供更好的服务。

本研究实施的系统具有高度可扩展性。此系统被设计为可以在批处理和实时模式下处理来自不同数据源的大量数据。无论何时需要，可以将更多的机器（商品硬件）添加到集群中以处理额外的负载（横向扩展性）。横向扩展性由云提供商自动完成（这称为弹性计算云）。从实施的角度来看，相对于传统的数据管理和分析系统，横向扩展性是本文建议解决方案现代架构的优势之一。一般来说，大多数传统的数据分析技术不适合处理来自不同来源和各种数据结构的大量数据。

4.8　实施数据分析和仪表板

为了测试实施系统，2014 年期间收集的来自三个非洲国家的 2000 多个 POC 设备的数据被摄取到系统。此外，还有大量模拟数据不断生成并摄取到系统中，以测试其实时和批处理能力。执行了几种类型的数据分析。表 4.1 显示了实施系统中的数据输入、分析、程序和指标的详细信息。由于 POC 机器数据的数据记录是作为事件（时间序列观察）被存储和分析的，因此该表格包含两种类型的分析：时间的和时空的。两种分析类型的主要区别在于，在时空数据分析中，位置（定位）和空间关系（如设备位置之间的距离、方向和连接性）用于对数据进行分组和聚类，而在时间数据分析中主要参考检测时间。

表 4.1　可以从 POC 生成的机器数据中提取的潜在信息

类型	数据输入	分析，程序，标准和指标
时间	所有站点、站点组和单个站点的历史和实时信息	成功检测总数、错误总数、每月平均测试（每周、每天和每小时）、平均成功检测、检测统计数据、错误率、最多的错误类型、操作员总数
	健康相关的测量和指标	CD4 <200 患者的百分比（CD4 的一些重要值为 500，350 和 200），平均 CD4 <500 的实时监测站点或具有大量 CD4 <350 患者的监测站点，CD4 <200 的检测数目用以估计 ART（抗逆转录病毒疗法）所需的资源
	库存信息	每日资源消耗报告（每个设备或站点）、当前库存价值（每个站点）、使用的总库存量、估计每日消耗量、估计缺货日期（每个站点）、未来两个月的预测、缺货前警告和警报
	操作员相关信息	对操作员进行实时监控，确定最精确和最不精确的操作员（通过与操作员相关的错误，如试剂盒有效期等）
时空	位置、人口、移动性、设备的连接性（通过交通网络）	站点的空间分布、站点的服务区域确定以及寻找部署流动诊所的最佳位置（基于位置、距离、人口和现有的交通网络）

在实施的系统中，上述分析的结果是一组交互式仪表板，可以有效地用于支持决策制定。每个仪表板由一组交互式的可视化组件和报告组成。以下插图显示了一些仪表板的单独可视化组件和报告，并描述了如何根据 POC 生成的数据提取一些有用的信息。

图 4.5 和 4.6 显示了一些在不同医疗机构中成功和失败的检测信息。超过

一半的检测（54.7%）在实验室完成，约 27.3% 和 18% 的检测分别在医院和移动实验室完成。根据图 4.6，尽管实验室的检测数量几乎比移动实验室多三倍，但移动实验室失败检测的概率却高于实验室（以及医院）。这个有趣的现象可以从图 4.6 中的红线看到。这条线可以用以下原因中的一个或几个来解释：①人力资源的非均衡分配，例如将不熟练的操作员分配给移动实验室；②将损坏的设备分配给移动实验室；③由于环境原因而导致严重的维护问题，例如，在移动实验室中，在超过 40℃ 的环境里维护设备或检测样品试剂盒。

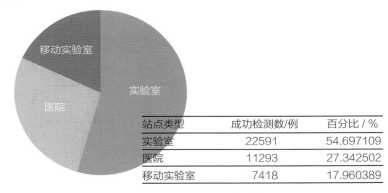

站点类型	成功检测数/例	百分比 / %
实验室	22591	54.697109
医院	11293	27.342502
移动实验室	7418	17.960389

图 4.5　每个站点类型完成检测的百分比

图 4.7 说明了 2014 年检测数量的月度趋势（所有站点每月的成功检测）。下降的周期为 1—2 月、8—9 月和 11—12 月。上升的时间段是 2—3 月、6—7 月以及 9—10 月。所提到的趋势可能是完全随机发生的或由于文化、社会或环境的原因。上文对于观察结果所陈述的任何因果关系都需要进一步研究。

图 4.8 描绘了基于站点类型的月度检测趋势。如图 4.8 所示，与图 4.7 的一般月度趋势不同，移动实验室的测试数量在 4—5 月和 11—12 月是上升的。

不同年份的月度趋势（图 4.7 和图 4.8）进行比较，可以发现一般异常情况。需要进一步的研究和观察来推断异常情况的成因。但是，这可以被看作这种解决方案的一个优势，特别是在实时数据收集方面。可以基于历史数据提取数据的规范，然后使用一些规则进行异常检测。那么系统就能够不需要人工干预，自动检测异常。所提到的异常检测可以实时进行。在这种情况下，

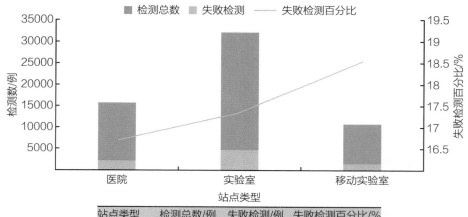

站点类型	检测总数/例	失败检测/例	失败检测百分比/%
医院	13558	2265	16.706004
实验室	27334	4743	17.352016
移动实验室	9105	1687	18.528281

图 4.6　每个站点类型的检测总数（蓝色条），
失败检测（黄色条）和失败检测百分比（红色线）

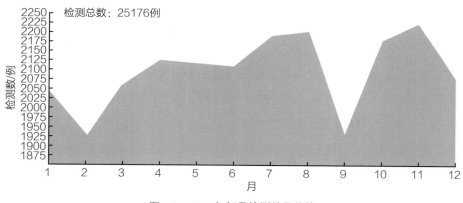

图 4.7　2014 年每月检测数量趋势

系统可以通过使用警报或触发器采取适当的行动，例如向负责人发送电子邮件，让他们了解当前情况。换句话说，其价值在于这些异常情况可以实时确定，而不会像传统监测方法通常需要验证而造成延迟。此外，这些异常会导致一些自动动作（如警报）。

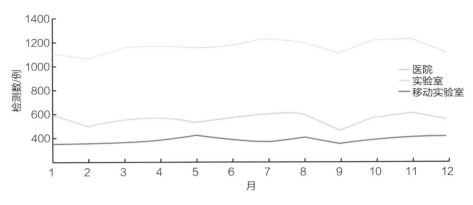

图 4.8　2014 年每个站点类型每月检测数量趋势

图 4.9 显示了错误的饼图。从图中可以看出，人为错误（与操作员的手工任务有关的错误）占所有错误的 77%。换句话说，使用过期的试剂盒（试剂盒到期）并将不足量的血液置于试剂盒中（容量错误）占所有错误的 77%。这是一个重要的观察结果，这意味着操作人员可能需要更多的关于在适当条件下使用设备、维护设备和维护试剂盒的培训。另一方面，这一重要的观察意味着采取了相关的行动（如更多的培训），可以消除大约 77% 的错误。同样，通过立即观察对检测质量的影响可以实时监测相关行动（如培训）的有效性。

如上所述，所提及的关于错误类型的重要观察可能是因为一些维护问题。例如，POC 设备及其试剂盒必须在特定的温度范围（2~30℃）或湿度（10%~85%）内维护和使用。随着进一步对多个来源的天气条件进行调查，有 12% 的测量是在温度和湿度范围之外进行的。因此，过渡简化 POC 设备的维护和使用程序可能是造成此错误的真正原因。而这可能会使我们得出另一个有趣的事实。美国疾病控制与预防中心（CDC）和世界卫生组织（WHO）等国际卫生组织倾向于在资源有限环境中过度简化各种 POC 设备的使用和维护程序。这可以在下面的引用中看到："Pima CD4 检测的特点表明，它是 POC 或资源有限环境的理想选择。该化验需要最少的培训和技术

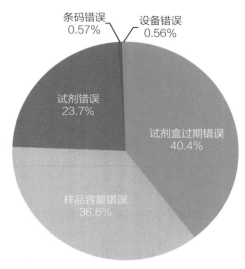

图 4.9　主要错误类型

技能，无需样品处理，无需管理分析仪的结果和报告，并且不需要维护、冷链储存或辅助设备。"[32]虽然围绕对全球健康有重要意义的疾病 POC 诊断的热情和希望日益高涨，但更深入地了解每一个医疗机构和操作人员可能存在的障碍，有助于测试开发人员和公共卫生管理人员意识到使用 POC 的复杂性[33]。

　　图 4.10 显示了每月的错误趋势。这揭示了一个引人注目的观察；这些错误似乎是基于每两三个月就出现的重复模式。这可能是由于每隔两三个月检查程序的模式变化造成的。另一个观察是，在新年假期之前错误率增加，节假日后错误率下降。这可以猜测，因为大多数有经验的操作员倾向于在新年前夕去度假。这些模式可以通过在系统中定义规则或推断模式来识别和检测到。使用上述规则或模式，系统可以实时自动识别类似的趋势，然后通知负责人（例如通过电子邮件）以采取适当的行动。

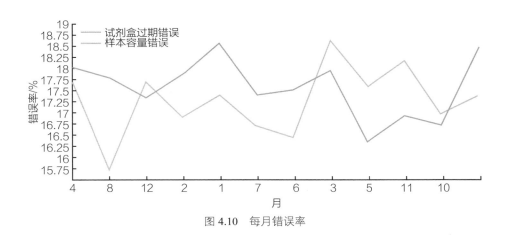

图 4.10　每月错误率

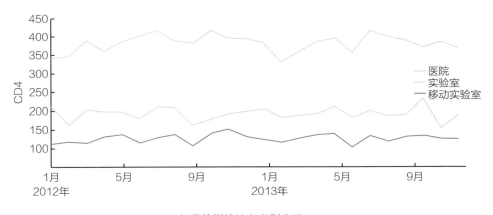

图 4.11　每月检测按站点类别分组，CD4 <350

　　治疗指南目前一般建议 CD4 细胞数低于 350 的 HIV 感染患者应接受高效抗逆转录病毒疗法（HAART）[16]。图 4.11 显示移动实验室大部分 CD4 检测结果低于 350。这些信息可用于识别高风险人群或地区，或给这些站点分配更多资源（在这种情况下，指足够的 HAART 治疗或 HAART 治疗依从性支持）。

　　也可以为了不同目的，创建其他 CD4 值的类似报告。

　　数据集中任何数值或分类变量的简单统计信息也很容易计算。图 4.12 显示了 CD4 变量的描述性统计。正如图所示，所有检测中 25％ 的 CD4 值低于

218（第一个四分位距）。

如前所述，这些报告可以有效用于识别高风险地区和人群。图 4.13 显示了 CD4 值小于 500 检测数量排名前 10 的设备（或站点）。寻找设备的位置是一件容易的事情，因为该位置信息是在公用数据结构中存储的部分数据。

图 4.14 显示了精确度排名前 10 位的操作员 ID（由于人为错误导致的检测失败）。类似的报告可以显示检测失败次数最多的操作员 ID 和相关站点。后者可用于提供更多培训或额外检查（或在没有通知的情况下进行检查）。

图 4.15 显示了检测数量排名前 10 的设备。该报告可用于设备的定期检查和大修维护计划。

最小值（Minimum）	12
第一个四分位距（First Quartile）	218
中位数（Median）	432
平均值（Mean）	475
第三个四分位距（Third Quartile）	644
最大值（Maximum）	2102

图 4.12　CD4 统计摘要（25％的检测结果低于 218，25％的超过 644）

站点	检测总数
Lab102	383
Lab105	360
Lab139	359
Lab114	355
Lab127	354
Lab120	350
Lab107	350
Lab121	343
Hospital104	343
Hospital101	343

图 4.13　CD4 <500 检测数量排名前 10 的设备

操作员 ID	计数
157	164
323	162
96	160
362	157
93	156
40	156
311	156
231	156
39	155
187	154

图 4.14　精确度排名前 10 位的操作员

设备 ID	检测总数
Lab121	621
Lab127	597
Lab108	596
Lab120	595
Lab139	594
Hospital112	594
Lab107	592
Lab102	592
Lab105	591
Hospital111	591

图 4.15　检测数量排名前 10 的设备（比其他设备更需要定期检查）

　　此外，类似的报告可以显示哪些设备最空闲。高级类型的分析（优化）可以使用以上报告来生成一个计划，用于将闲置设备（或这些设备的试剂盒）分配给需要更多设备（或试剂盒）的站点。

▸▸ 大数据医疗：从即时检测设备进行解析

　　设备的位置是通用数据结构中的重要数据项。设备的位置大多可以被认为是完成检测的医院和实验室的位置。这个假设可以通过网络的 IP（互联网协议）地址（通过 HTML5 的定位 API）自动控制。对于移动实验室（以及具有 SIM 卡调制解调器的设备），有几种确定设备位置的技术。通常使用在通信网络中的信号塔位置以及三角测量等技术，自动精确计算移动实验室的位置。指令性分析的一个很好的例子就是为新移动实验室找到最合适的位置。为了进行场地适宜性分析，将国家的人口数据、道路网络、现有实验室的位置和能力用作复杂空间分析模型的输入，以确定 GIS 环境中最合适的位置（图 4.16）。

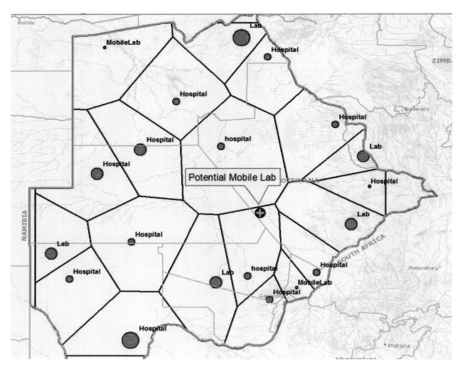

图 4.16　最适合布置新移动实验室的位置
Hospital：医院；Lab：实验室；Mobilelab：移动实验室；
Potential Mobile Lab：可能的移动实验室

4.9　结论和未来的工作

本研究报告阐述了基于大数据分析技术和物联网设备的海量数据存储、管理和分析解决方案的设计和实施。除大数据架构及其现实实施之外，这项研究另一个新颖的方面是数据的来源。在这项研究中，POC 生成的数据已被用于在人群层面上提取有价值和有用的信息。这种新方法的一个重要而独特的方面是数据是不可个体识别的，因此不存在隐私问题。易用性、可扩展性、管理大量数据的能力，实时收集来自不同 POC 设备的数据的能力以及整合来自多个来源数据的能力是这种方法的一些关键优势。

通过这种方法，还可以使用数据驱动方法探索和识别数据中的规范和一些隐藏模式。然后，可以应用实时异常检测和自动实时监测来识别异常情况、高风险区域和高风险人群。正如本章所述，可以对数据执行不同类型的描述性、诊断性、预测性和指令性分析。除不同类型的分析外，通过实时的自动规范和模式来支持高效、及时的决策制定，是本研究所提出方法的显著特点之一。使用传统的监测方法是很难实现上述功能的。

将 POC 机器数据与其他数据源，尤其是志愿者内容生成应用相结合，如社交微博（如 Twitter）、社交网络（如 Facebook）、基于位置的服务（如 Foursquare）和志愿者地理信息（如 OpenStreetMap），是该研究今后可能取得丰硕成果的一个方向。通过这些数据整合并使用数据分析前沿方法，可以提取一整套新的见解，这对于不同级别的卫生机构非常重要（例如在预防、预测、监测和管理疾病暴发时）。

参考文献

[1] Drain, P.K., Hyle, E.P., Noubary, F., Freedberg, K.A., Wilson, D.,

Bishai, W.R., Rodriguez, W., Bassett, I.V.: Diagnostic point-of-care tests in resource-limited settings. Lancet Infect. Dis. 14（3）, 239–249（2014）

[2] Peeling, R.: Bringing diagnostics to developing countries: an interview with Rosanna Peeling. Expert Rev. Mol. Diagn. 15（9）, 1107–1110, Sep.（2015）

[3] Urdea, M., Penny, L.A., Olmsted, S.S., Giovanni, M.Y., Kaspar, P., Shepherd, A., Wilson, P., Dahl, C.A., Buchsbaum, S., Moeller, G., Hay Burgess, D.C.: Requirements for high impact diagnostics in the developing world. Nature, 73–79, Nov. 2006

[4] Okoror, T.A., BeLue, R., Zungu, N., Adam, A.M., Airhihenbuwa, C.O.: HIV positive women's perceptions of stigma in health care settings in Western Cape, South Africa. Health Care Women Int. 35（1）, 27–49, Jan.（2014）

[5] Heimer, C.A.: 'Wicked' ethics: compliance work and the practice of ethics in HIV research.Soc. Sci. Med. 98, 371–378（2013）

[6] Sugarman, J., Rose, S.M., Metzger, D.: Ethical issues in HIV prevention research with people who inject drugs. Clin. Trials 11（2）, 239–45, Apr.（2014）

[7] Oldach, L., Sall, A., Lehe, J., Fernandes, P.: ASLM challenges & implications for POC diagnostics in Africa. ASLM, no. 13（2015）

[8] Lawn, S.D., Mwaba, P., Bates, M., Piatek, A., Alexander, H., Marais, B.J., Cuevas, L.E., McHugh, T.D., Zijenah, L., Kapata, N., Abubakar, I., McNerney, R., Hoelscher, M., Memish, Z.A., Migliori, G.B., Kim, P., Maeurer, M., Schito, M., Zumla, A.: Advances in tuberculosis diagnostics: the Xpert MTB/RIF assay and future prospects for a point-of-care test. Lancet Infect. Dis. 13（4）, 349–361（2013）

[9] Drummond, M.F., Sculpher, M.J., Claxton, K., Stoddart, G.L., Torrance, G.W.: Methods for the Economic Evaluation of Health Care Programmes. Oxford University Press（2015）

[10] Abu-Raddad, L.J., Patnaik, P., Kublin, J.G.: Dual infection with HIV and malaria fuels the spread of both diseases in sub-Saharan Africa. Science（80-.）314（5805）, 1603–1606（2006）

[11] Lawn, S.D., Kerkhoff, A.D., Vogt, M., Wood, R.: Diagnostic accuracy of a low-cost, urine antigen, point-of-care screening assay for HIV-associated pulmonary tuberculosis before antiretroviral therapy: a descriptive study. Lancet Infect. Dis. 12（3）, 201–209（2012）

[12] W.H.O.E.R. Team：Ebola virus disease in West Africa—the first 9 months of the epidemic and forward projections. N. Engl. J. Med. 371（16），1481–1495（2014）

[13] W.H. Organization, et al.：Urgently needed：rapid, sensitive, safe and simple Ebola diagnostic tests. Geneva, Switzerland. Retrieved from http://www.who.int/mediacentre/news/ebola/18- november-2014-diagnostics/en（2014）

[14] Sanchez, A., Lukwiya, M., Bausch, D., Mahanty, S., Sanchez, A.J., Wagoner, K.D., Rollin, P. E.：Analysis of human peripheral blood samples from fatal and nonfatal cases of Ebola（Sudan）hemorrhagic fever：cellular responses, virus load, and nitric oxide levels. J. Virol. 78（19），10370–10377（2004）

[15] Walker, N.F., Brown, C.S., Youkee, D., Baker, P., Williams, N., Kalawa, A., Russell, K., Samba, A.F., Bentley, N., Koroma, F., et al.：Evaluation of a point-of-care blood test for identification of Ebola virus disease at Ebola holding units, Western Area, Sierra Leone, January to February 2015. Ebola virus Dis., 64（2015）

[16] Stevens, W., Gous, N., Ford, N., Scott, L.E.：Feasibility of HIV point-of-care tests for resource-limited settings：challenges and solutions. BMC Med. 12（1），1–8（2014）

[17] Lewandrowski, K.：Point-of-care testing：an overview and a look to the future（circa 2009, United States）. Clin. Lab Med. 29（2009）

[18] Jani, I.V., Peter, T.：How point-of-care testing could drive innovation in global health.N. Engl. J. Med. 368（2013）

[19] Peeling, R.W.：Diagnostics in a digital age：an opportunity to strengthen health systems and improve health outcomes. Int. Health 7（6），384–389（2015）

[20] World Health Organization：Tuberculosis Diagnostics Technology and Market Landscape, 3rd edn（2014）

[21] McNeill, D., Davenport, T.H.：Analytics in Healthcare and the Life Sciences：Strategies, Implementation Methods, and Best Practices. Pearson Education（2013）

[22] Peeling, R.W., McNerney, R.：Emerging technologies in point-of-care molecular diagnostics for resource-limited settings. Expert Rev. Mol. Diagn. 14（2014）

[23] O'Reilly, T., Steele, J., Loukides, M., Hill, C.: How Data Science Is Transforming Health Care Solving the Wanamaker Dilemma, pp. 1–29 (2012)

[24] Vahn, G.-Y.: Business analytics in the age of Big Data. Bus. Strateg. Rev. 25 (3), 8–9 (2014)

[25] Baesens, B.: Analytics in a Big Data World: The Essential Guide to Data Science and its Applications. Wiley (2014)

[26] Dean, J.: Big Data, Data Mining, and Machine Learning: Value Creation for Business Leaders and Practitioners, p. 265 (2014)

[27] Amirian, P., Basiri, A., Van Loggerenberg, F., Moore, T., Lang, T., Varga, M.: Intersection of geospatial big data, geocomputation and cloud computing. In: 1st ICA European Symposium on Cartography, pp. 72–74 (2015)

[28] Amirian, P., Van Loggerenberg, F., Lang, T., Varga, M.: Geospatial big data for finding useful insights from machine data. GISResearch UK (2015)

[29] Lee, J.-G., Kang, M.: Geospatial big data: challenges and opportunities. Big Data Res. 2 (2), 74–81 (2015)

[30] Amirian, P., Loggerenberg, F., Lang, T., Thomas, A., Peeling, R., Basiri, A., Goodman, S.: Using big data analytics to extract disease surveillance information from point of care diagnostic machines. Pervasive and Mobile Computing. ISSN: 1574–1192. Retrieved from http://dx.doi.org/10.1016/j.pmcj.2017.06.013 (2017)

[31] Ellis, B.: Real-time Analytics: Techniques to Analyze and Visualize Streaming Data (2014)

[32] Mtapuri-Zinyowera, S., Chideme, M., Mangwanya, D., Mugurungi, O., Gudukeya, S., Hatzold, K., Mangwiro, A., Bhattacharya, G., Lehe, J., Peter, T.: Evaluation of the PIMA point-of-care CD4 analyzer in VCT clinics in Zimbabwe. JAIDS J. Acquir. Immune Defic. Syndr. 55 (1), 1–7 (2010)

[33] Pai, N.P., Vadnais, C., Denkinger, C., Engel, N., Pai, M.: Point-of-care testing for infectious diseases: diversity, complexity, and barriers in low- and middle-income countries. PLoS Med. 9 (9), e1001306, Sep. (2012)

第 5 章

#Ebola 和 Twitter：全球健康能够 ▶▶
从社交媒体中获得什么启示？

Tatiana Vorovchenko，Proochista Ariana，
Francois van Loggerenberg，Pouria Amirian

5.1 引言

2014 年 8 月初，在尼日利亚诊断出第一例埃博拉病例后，一名来自尼日利亚的学生发布了一条推文，敦促公众饮用大量盐水以避免感染埃博拉病毒。后来，世界卫生组织（WHO）报告说，由于过量食用盐水，该国有两人死

T. Vorovchenko (✉)・P. Ariana・F. van Loggerenberg・P. Amirian
Center for Tropical Medicine and Global Health，University of Oxford，Oxford，UK
e-mail：tatiana.vorovchenko@gmail.com

F. van Loggerenberg
e-mail：francois.vanloggerenberg@psych.ox.ac.uk

P. Amirian
e-mail：pouria.amirian@ndm.ox.ac.uk

© The Editors and Authors 2017
P. Amirian et al.（eds.），*Big Data in Healthcare*，SpringerBriefs in Pharmaceutical
Science & Drug Development，DOI 10.1007/978-3-319-62990-2_5

亡，另有二十人因此而住院治疗。2014 年 8 月 8 日，世界卫生组织发布了一条推文："用盐和温水洗澡，以及饮用盐水并不能治愈埃博拉患者。"同时提供了一个网页链接，描述了控制这种疾病的一些信息。虽然没有证据，但可以设想这条推文拯救了生命。

这是一个社交媒体如何成为危险媒介的例子，谣言和错误信息可以迅速地、广泛地传播。它还表明，公共卫生当局能够监测社会媒体是何等重要，以便了解人们对公共卫生问题的看法和信念，并在必要时通过同一媒介进行干预。

5.2 埃博拉病毒病和媒体报道

埃博拉病毒病（Ebola Virus Disease，EVD）是一种严重的且往往是致命的疾病，可引起出血热。该病毒通过野生动物传播给人类，并可在人与人之间传播。据估计，该疾病的平均病死率高达 50%。

2014 年西非埃博拉疫情是自 1976 年发现埃博拉病毒以来最复杂和最大的疫情之一。其第一例可追溯到 2013 年 12 月 26 日，当时一名两岁男孩在偏远的几内亚乡村生病，该村位于几内亚、塞拉利昂和利比里亚交界的三角形区域。2014 年疫情最严重的国家是几内亚、塞拉利昂和利比里亚。2016 年 3 月，WHO 宣布塞拉利昂的埃博拉病毒传播结束；2016 年 6 月，几内亚和利比里亚的埃博拉病毒传播结束。在疫情暴发期间，全球报告的埃博拉病例超过 28600 例，死亡人数超过 11300 例[1]。根据联合国的统计，超过 22000 名儿童的父母至少有一人死于这种疾病。在疫情暴发期间，WHO 没有批准任何埃博拉疫苗或治疗。

最初，疫情并未引起西方媒体、西方政府网站和社交媒体的关注。直到 2014 年 7 月底，当两名美国卫生工作者感染了埃博拉病毒，疫情才开始在全球头条新闻中被称为"流行病"。2014 年 9 月底，一名利比里亚男子从利比里亚抵达美国，在美国境内被诊断出感染埃博拉病毒，有关疫情暴发的报道激增。2016 年 10 月 1 日，Twitter 有关埃博拉的对话达到了每分钟 6000 条推文，而在 2014 年 9 月每分钟仅有 100 条推文[2]。在媒体的关注下，对埃博拉的恐惧开始以比病毒更快的速度在全球传播，而社交媒体进一步放大了这种担忧。西方的埃博拉病例报道很多，但这种报道远不均衡，因为数千例西非埃博拉病例和死亡长期被忽视。每条与埃博拉相关的新闻都激发了数以万计的埃博拉推文和互联网搜索[3]。

除了恐惧，社交媒体上传播了大量有关埃博拉病毒病的错误信息[4]。其中最常见的错误信息类型是，可以通过 ewedu① 植物或输血，以及饮用盐水或在盐水中洗浴来治疗埃博拉。考虑到大多数美国人在 2014 年使用互联网（96%）和媒体（86%）作为获取埃博拉新信息的主要来源这一事实[5]，显而易见，在社交媒体上追踪信息质量是多么重要。

社交媒体也为可信赖的来源提供了机会，例如 WHO 和美国疾病控制与预防中心（以下简称美国疾控中心），向公众科学地传播准确和可靠的信息。事实上，WHO 和美国疾控中心与当地、国家和国际合作伙伴合作，通过社交媒体分享和详细描述了关键信息。例如，他们向尼日利亚卫生部、当地医疗机构、热门博客以及其他在 Facebook 和 Twitter 上拥有大量粉丝的人提供了信息[6]。

可惜的是，他们目前在 Twitter 上传播信息的潜力有限。其中一个原因是这些组织在其社交媒体渠道上的关注者数量相对较少。例如，2014 年 9 月 30 日发布的 CDC 信息图文推文解释了 EVD 的传播方式，被转发了 4000 多次。此时，CDC 拥有近 40 万粉丝。然而，一个以幽默内容为主的 Twitter 账号"Tweet like a girl"，拥有超过 100 万的粉丝，转发了美国疾控中心"埃博拉事实"的文章，被转发超过 12000 次，超过了美国疾控中心账号发布的原始推文[7]。

公共卫生信息向公众传播的另一个限制因素是世界某些地区的社交媒体和互联网覆盖率低。受公共卫生突发事件影响的国家通常没有高互联网覆盖

---

① ewedu 是一种开花的植物，在西非国家，它的叶子被加入汤和酱汁中食用。

率，导致社交媒体使用率低。因此，最需要帮助的人往往无法通过社交媒体渠道获取可靠的公共卫生信息。然而，就埃博拉而言，尽管受该流行病影响最严重的国家的贫困程度很高，但平板电脑、计算机和智能手机的使用正在增加。例如，非洲人口最多的国家尼日利亚在 2014 年拥有约 200 万 Twitter 用户[8]。

事实证明，社交媒体大数据可用于疾病监测。有大型研究机构试图评估 Twitter 数据跟踪和预测流感[9, 10]、诺如病毒[11]、登革热[12] 和其他疾病暴发的能力。有趣的是，事实证明，Twitter 也可以被用作埃博拉监测的工具。在埃博拉传播到美国之前的最初几个月（在 Twitter 上产生了很多相关信息），我们可以预测埃博拉病毒在受影响国家的传播（通过对 Twitter、WHO 和美国疾控中心的数据进行比较）[13]。

因此，社交媒体大数据得出的启示可以帮助公共卫生当局为它们的方案提供信息，并有效地传递这些方案。了解如何管理和分析这些数据，将有助于未来在全球范围内抗击疾病。

5.3 我们如何研究社交媒体数据？

本章案例研究的目的是评估一般 Twitter 人群以及公共卫生当局在 2014 年西非埃博拉疫情暴发期间使用 Twitter 的方式，以便利用 Twitter 在公共卫生方面的潜力，更好地为今后的工作提供信息。这项研究还旨在确定埃博拉推文的地理分布、在 2014 年西非埃博拉疫情中 Twitter 上参与程度最高的账号，以及全球卫生组织在其中的排名。

对比其他可能的社交媒体来源，选择分析 Twitter 数据的原因是其实时的和历史的数据都是公开可用的。通过从 Twitter 购买，可以获得满足特定搜索条件的完整的历史 Twitter 数据集。

可以定量和定性地分析 Twitter 数据。在定量分析方面，考虑各种感兴趣指标的描述性分析，可应用到推文元数据上。我们可以调查诸如关于给定主题的 Twitter 账号数量、这些账号拥有的关注者数量、用户发送的消息数量以及发送的推文类型等参数。时间指标可以帮助调查活动峰值，以识别导致活动增长的事件。例如，研究人员感兴趣的是发现现实世界中哪些事件让人们谈论抗生素[14]、医疗改革[15]或埃博拉病毒[16]。正如前面讨论的，Twitter 上的对话可能会受媒体报道的影响。根据事件的不同，可以对时间指标逐分钟（现场体育、电视节目）、逐日（选举活动、自然灾害）或逐月（军事冲突、政策执行、暴发事件）进行适当的估计[17]。

可以分析不同地理位置的 Twitter 活动并生成推文分布图。此方法说明了人们从何处发出推文，并且对于疾病检测和跟踪是必不可少的。尽管不到 3% 的推文是带地理定位的[18]，但是通过几种计算技术可以提供更多的位置信息。

许多推文包含 URL，这些 URL 可以提供对网页、图片或视频等的引用。其中许多 URL 会引至外部页面，并且有服务将它们解析为一个端点。这些页面通常包含更多的内容，可以与推文一起进行分析。例如，URL 可用于根据用户讨论的主题来研究地理的相关性。这可以通过查看用户的位置和通过 URL 识别的推文的地理焦点来实现[19]。

对 Twitter 行动的度量可以提供有价值的见解。Twitter 行动是通过 Twitter 在众多参与者之间进行的互动、同步交流和协作[20]。除简单地计算用户拥有的关注者数量之外，还可以使用更有效的方法来度量平台上的用户互动。例如，可以通过原始推文的使用、转发和回复来调查活动互动的数量。转推的数量可以显示推文的受欢迎程度、Twitter 用户受欢迎程度，以及他们与其他 Twitter 用户的互动程度。Twitter 用户收到的回复数量和被提及的数量可以显示与其他 Twitter 用户直接互动的程度。

除这些指标之外，推文还包含可以定性分析的数据，例如账号描述或推文内容本身。账号描述可以显示个人或组织是否拥有该账号。此外，我们可以了解这个人是否代表民间社团，或者他们是否是感兴趣领域的关键人物。如果它是一个组织，我们可以知道它是政府组织、非政府组织、国际组织、私营部门还是媒体。这些信息可以帮助我们比较个人或机构账号在不同

Twitter 交际环境中的相对表现。例如，与其他群体发布的推文相比，由名人发布的乳腺癌知识月的推文，能获得更多人关注[21]。然而，推文本身的内容分析通常是研究人员的主要兴趣所在。它可以让我们深入了解人们的信仰、观念和行为。这些见解可以发现疾病并阻止疾病进一步传播，可以帮助识别有关流行病的错误信息和谣言，并为公共卫生当局的沟通策略提供信息。由于推文简短，具有非结构化语法、俚语、讽刺和其他非传统形式的书面表达，因此推文内容分析通常会比较有挑战性[22]。该分析可以由自动和手动两种方式执行。前者需要计算的逻辑专业知识，可应用于大型数据集；后者最为精确，但需要时间、人力和财政资源。

该案例研究样本包含了超过 6000 万条推文，涵盖从 2013 年 12 月开始暴发至 2015 年 5 月的 17 个月的时间。为了分析这么大量的数据，使用了 Splunk（一个机器数据平台），一个时间序列优化的 NoSQL 数据存储、分析和可视化软件。数据集中的推文包含"ebola"（拉丁文字）一词，以及从文献、媒体报道和社交数据平台中识别出的最相关和最受欢迎的主题标签。此外，这些数据包含加入 URL 的所有推文及在标题、描述和其关键字中有"ebola"一词的文章，但在推文的文本或主题标签中不一定包含"ebola"一词。

5.4 来自埃博拉 Twitter 数据集的启示

我们可以从埃博拉的推文中学到什么？

在 17 个月的时间内，超过 1200 万用户发布了超过 6000 万条推文，针对这个大型案例研究数据集的分析揭示了时间动态、地理分布和 Twitter 的参与模式。

该数据集包含 149 种语言的推文，83% 的推文是英语，其次是西班牙语、葡萄牙语、法语和印度尼西亚语。

研究数据集中 1.2% 的推文都是有地理标记的。地理测绘（图 5.1a）表

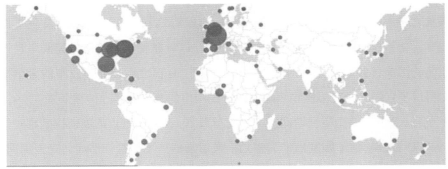

（a）2013年12月1日—2015年5月12日（整体研究数据集）

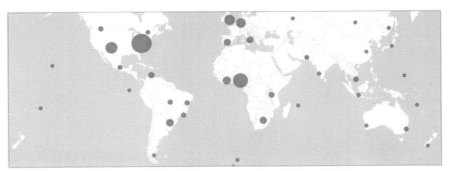

（b）2013年12月1日—2014年9月29日（在美国发现首例埃博拉病例之前）

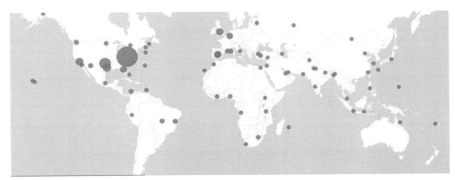

（c）2014年9月30日—2014年10月31日（美国确诊四例埃博拉病例）

图 5.1 埃博拉推文的地理分布

明，在暴发期间，大部分推文都是从北美、欧洲和拉丁美洲发布的。在疫情暴发之初，在美国9月30日诊断出第一例埃博拉病例之前，有很大比例（约14%）的推文是从西非发布的（图5.1b）。尽管在整个疫情暴发期间来自该地区的推文的绝对数量相对较高，但是9月30日之后，北美发布的大量推文超过了它们，当时恐惧和焦虑在西方民众中的社交媒体上传播开来。

图5.2表示整个研究期间推文的发布频率。Twitter上的埃博拉病毒对话与EVD流行病学（即发病率、病死率或感染率）不相符。然而，毫无疑问，它与埃博拉新闻事件相关。

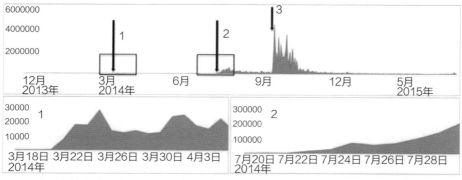

1.2014年3月22日，几内亚卫生官员得到证实，神秘的出血热由埃博拉病毒引起。
2.2014年7月25日，尼日利亚卫生官员宣布，在拉各斯诊断出第一例埃博拉病例。
3.2014年9月30日，美国CDC宣布，美国检测出第一例埃博拉病例。

图5.2 整体时间推文发布频率分布（按日）和影响它的关键新闻事件

Twitter的对话始于2014年3月底，当时几内亚的神秘出血热被证实为埃博拉，随后WHO发布了关于西非埃博拉病毒暴发的第一份报告。2014年7月底，当第一例埃博拉病例在尼日利亚被诊断出来时，推文发布频率增长。2014年8月初，两名感染了埃博拉病毒的美国医护人员从利比里亚撤回,（以及）WHO宣布埃博拉疫情为引起国际关注的公共卫生紧急情况，与此同时推文迅速增加。2014年9月30日美国诊断出第一例埃博拉病例后，推文发布频率在 2014 年 10 月初达到了顶峰，并且在整个 2014 年 10 月期间出现了显著的峰值。随后，首例感染埃博拉病毒的患者死亡，在美国又诊断出三例埃博拉病例。数据集中 6000 万条推文里，有 4000 万是在 2014 年 10 月发布的，其中大部分来自北美（图 5.1c）。自 2014 年 11 月初，埃博拉疫情在全球新闻标题中不再占据主要地位，随着公众对该话题的兴趣逐渐下降，Twitter 对话随之减弱，公众的焦虑也随之降低。

这些发现支持了如下看法，即埃博拉 Twitter 对话是由西方媒体报道发起和扩大的，并且仅在 2014 年 9 月底在西非以外诊断出第一例埃博拉病例后才引起全世界的注意。虽然疫情远未结束，但一旦媒体的报道率下降，公众关注度也随之急剧下降。

公共卫生组织可以从这些推文中学到什么？

在流感案例中充分证明了使用 Twitter 数据来侦测和跟踪疾病传播的可能性[9, 10]。然而，埃博拉疫情有所不同，因为埃博拉的 Twitter 对话不是由疫情的发展所驱动，而是由新闻事件和媒体报道所驱动。反过来，这些是高度不平衡的，并且与实际的疾病流行病学不相符。本案例研究表明，在这样的背景下，公共卫生组织可以使用 Twitter 数据来识别新闻事件并跟踪在推特圈（Twittersphere）上传播的信息，并确保提供有关公众感兴趣话题的准确信息。

通过使用大数据分析工具分析 URL 并识别数据集中最多分享文章的主题，可以轻松地区分此类新闻事件。在本案例研究中，数据集中 54.5% 的推文包含 URL。在一定时间内，超过一半的推文包含 URL 并且超过一半的唯一用户分享 URL，便可以确定讨论的主题。例如，2014 年 3 月 25 日，数据集中的大多数分享的文章都是关于一名加拿大人从西非抵达加拿大，并发展为类似埃博拉的出血热症状。这可以使全球公共卫生当局了解公众对这一问题的日益关注，并建议向公众提供更多有关这一案件的信息，以防止不必要的谣言和错误信息的传播。2014 年 8 月 8 日，也是该数据集中最火爆的一天，大多数人分享的文章都是关于 WHO 宣布埃博拉疫情为国际关注的公共卫生紧急情况的新闻。这可以使公共卫生组织意识到引起公众对当前流行病状况关注的必要性，并突出强调重要的公共卫生信息（例如疾病的传播方式、最初的症状是什么，以及如果人们有这些症状应该怎么做）。

围绕西非埃博拉疫情的 Twitter 讨论中，谁是主要参与者？为什么公共卫生组织知道这一点很重要？

为了识别围绕西非埃博拉疫情的 Twitter 讨论中的主要参与者，本案例研究确认了在研究期间与其他 Twitter 用户接触程度最高的账号（图 5.3）。

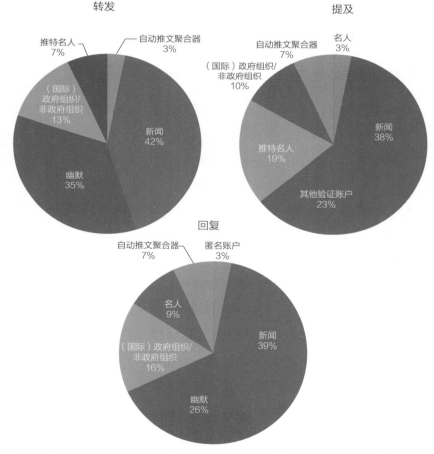

图 5.3　按账号类型分类的转发、提及和回复的比例，由数据集中被转发、提及或"收到回复"最多的前 20 个账号分别接收

在疾病暴发期间，新闻机构与普通 Twitter 公众的互动达到了最高水平，这表明公众正在分享新闻故事，并在 Twitter 上积极寻求信息。这也支持了 Twitter 埃博拉会话与新闻事件相一致的观点，并强调了 Twitter 作为疫情期间快速交流和信息共享工具的重要性。因此，在未来暴发疾病的情况下，公共卫生组织实时密切跟踪新闻机构在 Twitter 上提供的信息并与之协作是很重要的。

有趣的是，在疫情暴发期间，幽默题材的账号也获得了很高的关注。这一发现可能表明用户分享的是幽默内容，而不是新闻和信息。2014 年 10 月（埃博拉病例在美国被诊断出来）时，幽默题材的账号的活跃性特别高。这一观察结果也与 2009 年 H1N1 流行病推文研究的结果相符，该研究还报道了幽默推文的高流行程度[23]。尽管有许多幽默题材的账号在 Twitter 上有数百万粉丝，但在埃博拉疫情期间，一些被转发最多的幽默账号是在埃博拉疫情暴发期间产生的，其中埃博拉是他们推文中的特别焦点。

幽默题材的账号受欢迎的原因可能是 Twitter 对话中埃博拉病毒话题的普遍流行，以及公众和 Twitter 用户对这一问题关注的日益增长。在 Twitter 上阅读和分享幽默内容可能是缓解和解决焦虑的一种手段，因为众所周知，在有压力的情况下，幽默，甚至是黑色幽默，都可以起到缓解作用。但是，这些账号并不总是发布幽默内容。例如，正如之前所讨论的那样，据报道，CDC 的推文被其中一个转发，这反过来帮助 CDC 覆盖更广泛的读者。

在 2014 年西非埃博拉疫情暴发期间，Twitter 名人和一般名人也与公众进行了高度互动。Twitter 名人是在推特圈之外并不出名的人或组织的账号，但在 Twitter 上拥有大量粉丝，其中包括健康专家、记者或博主，他们积极使用 Twitter 与公众进行交流。这表明在疫情暴发期间，他们在推特圈具有很高的影响力。

一般名人的账号也取得了很高的 Twitter 参与度，很可能是因为他们在推特圈上拥有大量的粉丝和声誉，这也证明了他们在公共卫生突发事件中传播信息的潜力。许多联合国组织已经与名人合作，任命他们为亲善大使或全球大使，以吸引公众注意力，并将全世界的目光集中在该组织的目标上。

因此，公共卫生组织识别出在突发公共卫生事件中 Twitter 活跃度很高的账号是很重要的，原因有几个。首先，监控并了解这些账号发布的内容以侦测和解决任何不准确的信息非常重要。例如，在西非埃博拉疫情暴发期间，幽默题材账号的流行和 Twitter 名人的账号超出了公共卫生组织的控制范围，可能导致错误信息传播和降低公共卫生当局的可信度。其次，公共卫生组织可以考虑与这些账号合作，由他们转发，或者在他们的信息中包含准确的公共卫生方面的内容。此外，了解哪些内容特性可以促进更广泛的 Twitter 参与，可以有助于公共卫生组织策略性地将这些特性纳入信息中。幽默题材账号的流行很好地说明了这一点。这一事实表明，在公众恐慌和焦虑期间，人们会关注并分享幽默内容。这样的话，公共卫生组织应该意识到这个问题，并在其推文中策略性地包含一些幽默和情感内容，以便更广泛地传播准确的信息。

政府和非政府组织如何进入与埃博拉暴发有关的 Twitter 对话？

WHO、联合国儿童基金会（UNICEF）、美国疾控中心和白宫的账号都是 Twitter 总体参与度最高的。这表明 Twitter 用户求助于他们，以便在埃博拉疫情暴发期间搜索信息。WHO 和联合国儿童基金会的账号是全球团体的信息来源，而美国疾控中心和白宫的账号提供了针对美国公众的信息。

然而，这些组织的推文没有一个能获得最高的受欢迎程度。WHO 和美国疾控中心被转发最多的推文，是在美国诊断出第一例埃博拉病例的当天（2014 年 9 月 30 日）发布的。WHO 的推文包含一个感人的个人故事，被转发超过 3000 次。美国疾控中心被转发最多的包含公共卫生信息的推文，被转发超过 4000 次。有趣的是，整个数据集中被转发最多的推文都是由一位 Twitter 名人发布的，他只有大约 2500 名粉丝。这条推文包含一个以笑话形式表达的政治声明，被转发了近 63000 次（图 5.4）。考虑到这个账号拥有的关注者数量相对较少，这条推文被转发很有可能是因为它有争议的内容吸引了人们的注意。这表明情感内容与重要公共卫生信息的结合可以帮助公共卫生组织实现与 Twitter 公众更高水平的互动。

世界卫生组织被转发最多的推文（转发超过 3000 次）

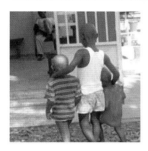

当他的母亲死于埃博拉，他并没有哭，
因为他不想吓到他的弟弟们

美国疾控中心被转发最多的推文（转发超过 4000 次）

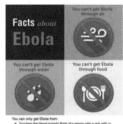

埃博拉是通过直接接触患者的体液或接触
被污染的物体（如针头）传播的

在数据集中被转发最多的推文（转发超过 63000 次）

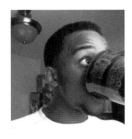

埃博拉的笑话很有趣，因为它杀死非洲
人，但癌症笑话不是这样的，因为它杀死
白人妇女。不过，这个茶太棒了

图 5.4　世界卫生组织、美国疾控中心和整个数据集中被转发最多的推文

5.5 结论

卫生当局将受益于他们在 Twitter 上的存在，因为在公共卫生突发事件中人们求助于这些组织以获得准确的卫生信息。Twitter 为公共卫生组织提供了一个独特的机会来倾听他们的受众，并分享科学的、准确的信息。

公共卫生组织可能会得益于利用幽默和情感内容，并与具有高互动水平的 Twitter 账号合作，例如新闻、幽默、Twitter 名人和名人。对他们来说，监控这些账号发布信息的准确程度也很重要，最好是实时监控。

卫生当局应考虑使用大数据分析工具，以便快速从社交媒体数据中获得启示，为其沟通策略提供信息。数据集中的数据量需要使用大数据分析工具，并且本研究介绍了 Splunk 这样的应用程序，其以可管理的和快速的方式分析非常大的数据集。此外，这些应用程序是灵活的，并且能够更改过滤器和搜索项，以跟踪感兴趣事件的实时变化。

本案例研究展示了可应用于分析 Twitter 数据集的各种方法，这些方法可以被参与紧急响应的不同参与者（包括公共卫生当局）使用，以回答一系列问题。例如，全球卫生当局可以通过确定大多数推文来自哪里来了解世界哪些地区对某一情况表示了更大的关注，并为其信息确定了目标受众和引起公众关注的事件。他们还可以快速确定哪些类型的账号实现了与 Twitter 人群的最高互动，并检查这些账号相对于卫生当局的立场。这一信息可以使卫生当局能够跟踪这些账号提供的信息，并在必要时对其进行处理。同时它还可以帮助卫生当局识别可能成为合作信息传播的账号。

致谢：这项工作由牛津大学纳菲尔德医学系全球卫生网小组完成，并得到了 Splunk 公司企业社会责任计划 Splunk4Good 的支持。

参考文献

[1] WHO：Ebola virus disease outbreak [Internet] . WHO. [cited 24 July 2016] . Available from：http://www.who.int/csr/disease/ebola/en/

[2] Watch How Word of Ebola Exploded in America. TIME [Internet] . [cited 24 July 2016] . Available from：http://time.com/3478452/ebola-twitter/

[3] Towers, S., Afzal, S., Bernal, G., Bliss, N., Brown, S., Espinoza, B., et al.：Mass Media and the Contagion of Fear：The Case of Ebola in America. PLoS ONE 10 (6)，e0129179, 6 Nov (2015)

[4] Oyeyemi, S.O., Gabarron, E., Wynn, R.：Ebola, Twitter, and misinformation：a dangerous combination? BMJ 349, g6178, 14 Oct (2014)

[5] Rolison, J.J., Hanoch, Y.：Knowledge and risk perceptions of the Ebola virus in the United States. Prev Med. Rep. 2, 262-264 (2015)

[6] Carter, M.：How Twitter may have helped Nigeria contain Ebola. BMJ 349, g6946, 19 Nov (2014)

[7] Luckerson, V.：Fear, misinformation, and social media complicate Ebola fight. Time [Internet] . 8 Oct (2014) [cited 24 July 2016] . Available from：http://time.com/3479254/ebola- social-media/

[8] Social media in Nigeria：state of the art, and 3 marketing best practices. Digital in the round [Internet] . [cited 24 July 2016] . Available from：http://www.digitalintheround.com/social- media-marketing-nigeria/

[9] de Quincey, E., Kostkova, P.：Early warning and outbreak detection using social networking.websites：the potential of Twitter. In：Kostkova, P. (ed.) Electronic Healthcare [Internet] . [cited 24 July 2016] . Lecture Notes of the Institute for Computer Sciences, Social Informatics and Telecommunications Engineering, pp. 21-24. Springer, Berlin (2009) . Available from：http://link.springer.com/chapter/10.1007/978-3-642-11745-9_4

[10] Kostkova, P., Szomszor, M., St. Louis, C.：#swineflu：The use of Twitter as an early warning and risk communication tool in the 2009 swine flu pandemic. ACM Trans. Manag. Inf. Syst. 5 (2)，1-25, 1 July (2014)

[11] Jayawardene, W., YoussefAgha, A., Lohrmann, D.：Role of social media in early warning of norovirus outbreaks：A longitudinal Twitter-based infoveillance. In：ResearchGate [Internet] (2013) [cited 24 July 2016] .

Available from：https://www.researchgate.net/ publication/256095323_ Role_of_Social_Media_in_Early_Warning_of_Norovirus_Outbreaks_ A_ Longitudinal_Twitter-Based_Infoveillance

[12] Dengue surveillance based on a computational model of spatio-temporal locality of Twitter [Internet]. [cited 24 July 2016]. Available from： http://dl.acm.org/citation.cfm?id=2527049

[13] Smailhodvic, A., Andrew, K., Hahn, L., Womble, P.C., Webb, C.: Sample NLPDE and NLODE Social-media modeling of information transmission for infectious diseases: Case Study Ebola. ArXiv150100198 Phys [Internet]. 31 Dec (2014) [cited 24 July 2016]. Available from： http://arxiv.org/abs/1501.00198

[14] Dyar, O.J., Castro-Sánchez, E., Holmes, A.H.: What makes people talk about antibiotics on social media? A retrospective analysis of Twitter use. J. Antimicrob. Chemother. 69 (9), 2568-2572, Sep (2014)

[15] King, D., Ramirez-Cano, D., Greaves, F., Vlaev, I., Beales, S., Darzi, A.: Twitter and the health reforms in the English National Health Service. Health Policy Amst. Neth. 110 (2-3), 291-297, May (2013)

[16] The Life Cycle of Ebola on Twitter [Internet]. [cited 24 July 2016]. Available from： http://www.symplur.com/blog/the-life-cycle-of-ebola-on-twitter/

[17] Bruns, A., Stieglitz, S.: Towards more systematic Twitter analysis: metrics for tweeting activities. Int. J. Soc. Res. Methodol. 16 (2), 91-108, Mar (2013)

[18] Burton, S.H., Tanner, K.W., Giraud-Carrier, C.G., West, J.H., Barnes, M.D.: "Right time, right place" health communication on Twitter: value and accuracy of location information. J. Med. Internet Res. 14 (6), e156 (2012)

[19] Leetaru, K., Wang, S., Cao, G., Padmanabhan, A., Shook, E.: Mapping the global Twitter heartbeat: the geography of Twitter. First Monday 18 (5) [Internet]. 22 Apr (2013) [cited 24 July 2016]. Available from： http://firstmonday.org/ojs/index.php/fm/article/view/4366

[20] Heldman AB, Schindelar J, Iii JBW. Social media engagementand public health communication: implications for public health organizationsbeing truly "social." ResearchGate 35 (1) [Internet]. 1 Jan (2013) [cited 24 July 2016]. Available from： https://www.researchgate.net/

publication/285931224_Social_media_engagementand_public_health_
communicationimplica tions_for_public_health_organizationsbeing_truly_
social

[21] Thackeray, R., Burton, S.H., Giraud-Carrier, C., Rollins, S., Draper,
C.R.: Using Twitter for breast cancer prevention: an analysis of breast
cancer awareness month. BMC Cancer 13, 508 (2013)

[22] Kim, A.E., Hansen, H.M., Murphy, J., Richards, A.K., Duke, J.,
Allen, J.A.: Methodological considerations in analyzing Twitter data. J.
Natl. Cancer Inst. Monogr. 47, 140-146, Dec (2013)

[23] Chew, C., Eysenbach, G.: Pandemics in the age of Twitter: content
analysis of Tweets during the 2009 H1N1 outbreak. PLoS ONE 5 (11),
e14118, 29 Nov (2010)

索 引

© The Editors and Authors 2017

　P. Amirian et al.（eds.），*Big Data in Healthcare*，SpringerBriefs in Pharmaceutical Science & Drug Development，DOI 10.1007/978-3-319-62990-2